中医灸疗技术培训教程

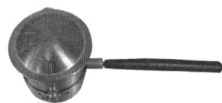

主编 胡慧 李华

中国健康传媒集团
中国医药科技出版社 ·北京

内容提要

本书全面阐述了中医灸疗的基础知识和实践技能，从灸疗的历史背景、理论框架出发，深入讲解了灸疗的器具选择、材料制备、操作技巧和安全指南。书中还详细介绍了灸疗在不同疾病治疗中的应用，并结合现代研究成果，探讨了灸疗的科学性和有效性。本书旨在为读者提供一个全面、系统的灸疗学习资源，适合中医学生、专业人士及对传统中医疗法感兴趣的读者阅读参考。

图书在版编目（CIP）数据

中医灸疗技术培训教程 / 胡慧，李华主编. -- 北京：中国医药科技出版社，2025.6. -- ISBN 978-7-5214-5195-5

Ⅰ. R245.8

中国国家版本馆CIP数据核字第2025JP8059号

美术编辑 陈君杞
版式设计 南博文化

出版 **中国健康传媒集团** | 中国医药科技出版社
地址 北京市海淀区文慧园北路甲22号
邮编 100082
电话 发行：010-62227427 邮购：010-62236938
网址 www.cmstp.com
规格 710 × 1000mm $^1/_{16}$
印张 12 $^1/_4$
字数 226千字
版次 2025年6月第1版
印次 2025年6月第1次印刷
印刷 大厂回族自治县彩虹印刷有限公司
经销 全国各地新华书店
书号 ISBN 978-7-5214-5195-5
定价 **39.00 元**

获取新书信息、投稿、为图书纠错，请扫码联系我们。

编委会

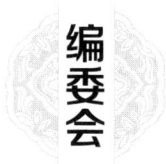

主　编　胡　慧　李　华

编　委　（按姓氏笔画排序）

马学红　王欣然　王爱娟　刘　迪

李　华　李媛媛　杨文津　邹　怡

周　丽　郑入文　胡　慧　侯宗楠

耿　楠　郭　晓　黄　剑　梁翠梅

覃蔚岚　潘　良

前言

灸法是利用艾叶等易燃材料或药物，点燃后在腧穴或病变部位进行烧灼或熏熨，借其温热性刺激及药物的作用，以达到防病治病目的的一种外治疗法，因为具有临床疗效佳、操作简单易学、患者痛苦少且容易接受等优点，广泛应用于临床。

灸法的产生早于方药，可能更早于针法的形成，最早记载于《左传》。《黄帝内经》："针所不为，灸之所宜。"《医学入门》："药之不及，针之不到，必须灸之。"灸法历史悠长，历代古籍说明了灸法在临床治疗中的确切疗效及重要地位。灸法是针灸学的重要组成部分，其建立在脏腑、经络、腧穴的理论基础上，通过刺激腧穴调整经络与脏腑功能，起到防病治病的作用。灸法可应用于临床上多数病证的治疗及辅助治疗。经多年临床实践后，我们回顾发现针灸初学者往往容易出现以下问题：灸法中常用的经络腧穴基础知识掌握不牢固；灸法的各种治疗方法的操作、适应证、禁忌证等知识比较混乱；面对疾病，如何选穴组方？选择哪些灸法？灸量的选择存在诸多疑惑和困难。因此我们结合自身临床经验，撰写了《中医灸疗技术培训教程》一书。

本书分为"初级培训教程"和"高级培训教程"两个篇章。上篇为基础篇，注重梳理基础知识点，介绍了艾灸的基础知识、常用的灸器、灸前准备、灸后处理、艾灸的时间及疗程、异常情况处理、家庭常用艾灸方法、保健灸。

该部分结合简洁和归纳性文字以及图片，方便读者学习和快速查阅知识要点。下篇为高级篇，结合现代灸法发展，对灸法内容进一步深入拓展，介绍了艾灸的分类及操作方法、艾烟的认识、常用的经络腧穴、常见病的艾灸治疗。其中，艾烟的认识，帮助读者更好地认识艾烟，解除以往对艾烟的误解。常见疾病部分，以针灸科常见病的概念与艾灸治疗为编写框架，通过病例引导等多种方式，涵盖了相关疾病辨治、调护及随访的要点。

　　本书适用于从事中医针灸教学、医疗的工作人员以及医学院校学生和广大针灸爱好者。

目录

上篇　初级培训教程

下篇　高级培训教程

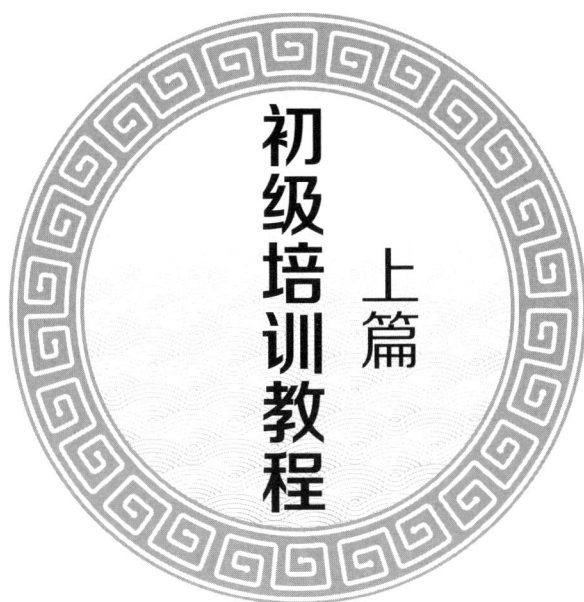

初级培训教程 上篇

第一节
基础知识

一、历史

火及其利用是人类文明的肇始，是物种进化的重要标志，灸法的起源可以追溯到原始社会。人类学会用火之后，普通民众的用火历史以及伴随劳动实践等有目的的驱寒止痛行为，对艾灸的产生和使用起到了重要的推动和传播作用。《素问·异法方宜论》记载："北方者，天地所闭藏之域也。其地高陵居，风寒冰冽，其民乐野处而乳食。脏寒生满病，其治宜灸焫。故灸焫者，亦从北方来。"这段记载说明灸法的发现同原始社会寒冷环境及易患的寒性疾病关系密切。在原始的火疗、热疗基础上，艾叶因其"易得，易点火，易燃烧，燃烧温度高，燃烧稳定"等特点逐渐成为灸法的主要材料。

灸法最早的文字记载见于春秋时期的《左传》："在肓之上，膏之下；攻之不可，达之不及，药不至焉，不可为也。"其中"攻"指灸法。战国至秦汉时期，针灸学逐渐从实践经验向理论高度深化，灸法的理论基础也逐渐形成。马王堆出土的帛书《五十二病方》中也有使用艾灸治疗癫疝、痔病的记载。

先秦至汉代，《黄帝内经》问世，奠定了针灸学理论基础，其中对灸法的原理、适用范围、治疗原则等进行了详细论述，强调"针所不为，灸之所宜"。而随着中医理论的完善与发展，灸法也逐渐脱离巫术的范畴，与针砭之术相结合，成为中医学的有机组成部分。如东汉张仲景所著《伤寒杂病论》中有灸疗条目七条；三国时期的曹翕擅长灸法，著《曹氏灸经》七卷，可惜已佚。

魏晋隋唐时期，针灸学理论体系进一步发展，涌现出大量灸法相关著作。如魏晋时代的皇甫谧编撰《针灸甲乙经》，是继《内经》之后对针灸学的又一次总结，其中对灸法的宜忌及灸法在不同疾病中的应用都有较为细致的记载。《灸法图》则是我国首部人体灸疗图谱。晋代名医葛洪撰《肘后备急方》，所录针灸医方109条，其中99条为灸方，且首创隔盐灸、隔蒜灸等隔物灸法，使灸法得到了进一步的发展。唐代医家王焘编录的《外台秘要》一书中，大量采录了诸家的灸法，并提出灸为"医之大术，宜深体之，要中之要，无过此术"。这个时期还有了针对专病的著作，如唐代崔知悌的《骨蒸病灸方》专门介绍灸治痨病方法。刊于公元862年以前的《新集备急灸经》，是我国最早雕版印刷的医书，专论急症用灸。随着灸法理论与实践的发展，唐代已经出现以灸疗为业的灸师。

宋金元时期，经络腧穴理论进一步完善，灸法相关著作也更加丰富。南宋闻人耆年《备急灸法》是灸治急性病症的专著。南宋庄绰《灸膏肓腧穴法》一卷，则是防病保健灸法的专门典籍。南宋初期的窦材著《扁鹊心书》，极力推崇烧灼灸法，每灸数十壮乃至数百壮。元胡元庆《痈疽神秘灸经》、元西方子《西方子名堂灸经》等均成书于这一时期。

明清时期，《针灸大成》等著作对前代的针灸文献进行了广泛的整理总结，艾灸也逐渐从艾炷的烧灼灸法向用艾卷的温和灸法发展，后来发展为加进药物的"雷火神针""太乙神针"。除艾灸疗法外，此时期还出现了以灯草、桑枝等非艾药物作为燃烧物"灯火灸""桑柴火"等灸法，以及以铜镜聚光为热源的"阳燧灸"，清代独创的"药锭灸"则重用硫黄，治疗痈疽跌仆损伤等，进一步拓展了灸法的适用范围。

从清初到鸦片战争这一历史时期，针灸逐渐转入低潮。公元1822年，清王朝竟以"针刺火灸，究非奉君之所宜"为理由，下令太医院停止使用针灸，废止针灸科，致使针灸学有所衰落，但灸法简便经济，故在民间仍广泛流行。

鸦片战争后，随着外国列强的入侵，西医得到较快发展，中医受到很大冲击，针灸更是受到严重挫折。由于广大群众相信并且欢迎针灸治病，所以针灸在民间继续流传。1949年后，政府高度重视中医针灸事业的发展，制定政策法规，采取得力措施，促进针灸学的普及和提高，灸法也得到了进一步发展。首先是治疗范围的扩大，在免疫系统疾病、肿瘤等西医学中的疑难病症中，灸法都得到了较好的应用。其次是施灸方式、手段有所创新，如药线灸、电热灸等。在此基础上，灸法的现代机制研究也逐步展开。随着研究的深入，灸法必将在未来的治疗中取得更好的疗效。

二、概念

灸法主要是指借灸火的热力和药物的作用，对腧穴或病变部位进行烧灼、温熨，达到防治疾病目的的一种方法。广义的灸法还包括应用非艾药物或其他方式作为刺激源的灸法。

三、施灸材料及制作

1. 艾绒的选择

艾灸法的主要材料为艾绒，艾绒是由艾叶加工而成。艾叶为菊科植物艾（*Artemisia argyi*）的叶，作为药物首载于《名医别录》："主灸百病。可作煎，止下痢，吐血，下部䘌疮，妇人漏血。利阴气，生肌肉，辟风寒，使人有子。"《本草纲目》载："温中，逐冷，除湿。"一般将湖北蕲春的蕲艾作为道地药材。

选用野生向阳处5月份长成的艾叶，风干后在室内放置1年后使用。取陈年熟艾去掉杂质粗梗，碾轧碎后过筛，去掉尖屑，取白纤丝再行碾轧成绒。也可取当年新艾叶充分晒干后，多碾轧几次，至其揉烂如棉即成艾绒。一般来说，陈艾以3年为佳，好的艾绒质地绵软细腻、杂质少、火力温和持久、穿透力强，疗效最佳。

2. 艾炷、艾条的制作

（1）艾炷

将适量艾绒置于平底磁盘，用食、中、拇指捏成圆柱状即为艾炷。也有用有机玻璃、塑料等材料制成的艾炷器，外观呈长方体，上排列有圆锥形孔洞，操作时将艾绒填入洞孔，用圆棒压紧后，用细铁丝从底面小孔捅出即可。艾绒应尽量压实，根据需要，艾炷可制成拇指大、蚕豆大、麦粒大3种，称为大、中、小艾炷。大艾炷多用于胸腹及腰背部，中艾炷多用于胸腹及背部，小艾炷多用于头部及四肢部位。

（2）艾条

将适量艾绒用双手捏压成长条状，软硬要适度，以利炭燃为宜，然后将其置于宽约20cm、长约25cm的桑皮纸或纯棉纸上，再搓卷成圆柱形，最后用面浆糊将纸边黏合，两端纸头压实，即制成长约20cm，直径约1.5cm的艾条。雷火神针、太乙神针的制作与艾条相近，需将艾绒与药物混合均匀后制成艾条。

（3）间隔物

在间接灸时，需要选用不同的间隔物，如鲜姜片、蒜片、蒜泥、药饼等。

在施灸前均应事先备齐。鲜姜、蒜洗净后切成0.3~0.4cm厚的薄片，并在姜片、蒜片中间用毫针或细针刺数孔，以利灸治时导热通气。蒜泥、葱泥、蚯蚓泥等均应将其洗净后捣烂成泥。药饼则应选出相应药物捣碎碾轧成粉末后，用黄酒、姜汁或蜂蜜等调和后塑成薄饼状，也需在中间刺出数孔后应用。

四、功效与适应证

1.温经散寒

灸火的温和热力具有温通经络、驱散寒邪的功用。《素问·异法方宜论》云："脏寒生满病，其治宜灸焫。"说明灸法更适合治疗寒性病证。临床上常用于治疗寒凝血滞、经络痹阻所引起的寒湿痹痛、痛经、经闭、胃脘痛、腹痛、泄泻、痢疾等。

2.扶阳固脱

灸法具有扶助阳气、举陷固脱的功能。《扁鹊心书·须识扶阳》记载："真阳元气虚则人病，真阳元气脱则人死，保命之法，灼艾第一。"说明阳气下陷或欲脱之危证，可用灸法。临床上多用于治疗脱证和中气不足、阳气下陷而引起的遗尿、脱肛、阴挺、崩漏、带下、久泻等。

3.消瘀散结

灸法具有行气活血、消瘀散结的作用。《灵枢·刺节真邪》云："脉中之血，凝而留止，弗之火调，弗能取之。"气为血帅，血随气行，气得温则行，气行则血亦行。灸能使气机通调，营卫和畅，故瘀结自散。所以，临床常用于治疗气血凝滞之疾，如乳痈初起、瘰疬、瘿瘤等。

4.防病保健

灸法可以激发人体正气，增强抗病能力。未病施灸有防病保健、益寿延年的作用，古人称之为"逆灸"，今人称之为"保健灸"。《备急千金要方·灸例》也记载："凡入吴蜀地游宦，体上常须三两处灸之，勿令疮暂瘥，则瘴疠瘟疟毒气不能着人也。"《医说·针灸》提出的"若要安，三里莫要干"，更说明常灸强壮要穴能够强身健体，抵御外邪。

5.引热外行

艾火的温热能使皮肤腠理开放，毛窍通畅，使热有去路，从而引热外行。《医学入门·针灸》说："热者灸之，引郁热之气外发。"故临床上可用灸法治疗疖肿、带状疱疹、丹毒、甲沟炎等某些实热病证。对阴虚发热，也可使用灸法，但要注意施灸量不宜过大。如选用膏肓、四花穴等治疗骨蒸潮热、虚痨咳喘。

五、禁忌证

1.一般过饥、过饱、酒醉、过劳、大渴、大惊、大恐、大怒、大汗淋漓、情绪不稳者忌灸。

2.艾叶过敏者（闻到艾灸气味出现呕吐、憋气、头晕、连续打喷嚏、咳嗽等症状），经常性的皮肤过敏者忌灸。

3.某些传染病（猩红热、麻疹、丹毒、传染性皮肤病）、白喉、大叶性肺炎、肺结核晚期者忌灸。

4.高热、昏迷、抽风期间或身体极度衰竭、形瘦骨立等忌灸。

5.无自制能力的人如精神病患者等忌灸。

6.幼儿囟门未闭合前的囟会及孕妇的腹部和腰骶部不宜施灸。

7.面部穴位、乳头、大血管等处均不宜使用直接灸，以免烫伤形成瘢痕。关节活动部位亦不宜使用化脓灸，以免化脓溃破，不易愈合，甚至影响功能活动。

8.古人认为凡接近五官、前后二阴及大动脉的腧穴，均是禁灸穴，不宜用灸法施治。如脑户、风府、哑门、五处、承光、脊中、心俞、白环俞、丝竹空、承泣、素髎、人迎、乳中、渊腋、鸠尾、经渠、天府、阴市、伏兔、地五会、膝阳关、迎香、巨髎、口禾髎、地仓、少府、足通谷、天柱、头临泣、头维、攒竹、睛明、颧髎、下关、天牖、周荣、腹哀、阳池、中冲、少商、隐白、漏谷、阴陵泉、条口、犊鼻、髀关、申脉、委中、承扶等。但这些都是古人的经验之谈，近代针灸临床认为，除了睛明、素髎、人迎、乳中等穴不宜灸外，余穴均可适当采用灸治。

六、注意事项

1.医生注意事项

（1）施灸前医生应向患者说明施灸部位、方式、持续时间及艾灸过程中可能出现的正常、异常反应，对于化脓灸等损伤性疗法，局部要保持清洁，必要时要贴敷料，每天换药1次，直至结痂为止，同时应向患者说明治疗后相应护理事项。

（2）施灸过程中医生应密切观察患者反应，及时调整操作以避免烫伤、达到预期疗效。对于言语交流不便患者，如面口部留针患者，应在治疗前与其约定拍手等示意动作以及时发现异常。

（3）施灸过程要防止燃烧的艾绒脱落烧伤皮肤和衣物。

（4）婴幼儿施灸时，医生应将一手食指、中指垫在施灸部位旁感受热度，避免过热。

2.患者注意事项

（1）患者应向医生充分说明病情、病史，采取舒适、易维持、便于治疗的体位。

（2）患者在治疗过程中出现异常感受，及时与医生沟通。

（3）畏寒明显及患有周围神经病变疾病等可能出现温度感觉异常的患者，不可一味调高艾灸温度，应遵医嘱，避免烫伤。

（4）行化脓灸或因其他原因出现水疱、灸疮，治疗、护理应遵医嘱，遇症状加重、日久不愈等情况及时就医。

七、知情同意

1.医生必须向患者提供做出诊断和治疗方案的根据，并说明这种治疗方案的益处、不良反应、危险性及可能发生的其他意外情况，使患者能自主地决定是否接受诊疗方案。

2.出于科研目的需患者参加临床试验、使用患者病历资料等，需患者充分理解相关情况且自主选择是否同意，并签署知情同意书。

第二节

常用灸器介绍

常用的艾灸器分为温灸筒、温灸盒、温灸架、温管灸、雷火灸罐、纯铜艾灸棒、便携式随身灸盒、火龙罐、温罐灸、悬灸器等。

一、温灸筒

1.灸器介绍

温灸筒由内外二个金属圆筒构成，外筒筒身及筒底均有十几个至数十个小孔，并装有一柄，可供手提操作。内筒亦有十数个小孔。其中，平面式手提温灸筒，两个底面一般大，适用于较大面积灸治；圆锥式手提温灸筒，上为平面形，底为圆锥形，适用于小面积点灸用。（图1-2-1，图1-2-2）

2.操作方法

（1）打开灸具，在内部的小圆筒中放入艾绒或艾条，亦可掺入某些药末。

（2）点燃，在选定的施灸部位往复温熨，以局部出现红晕为度。

3.注意事项

应用温灸筒时，由于灸具形式多样，应根据病情加以选择。如大面积病灶（如带状疱疹、挫伤等）可用平面式手提温灸筒，局限性病灶或以刺激穴位治疗全身性病证的，可用圆锥式手提温灸筒。

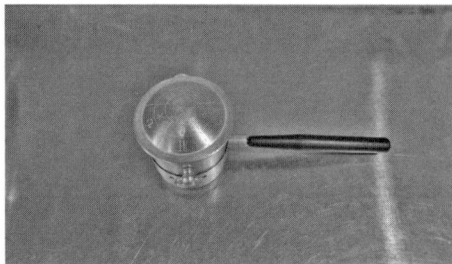

图1-2-1　温灸筒A

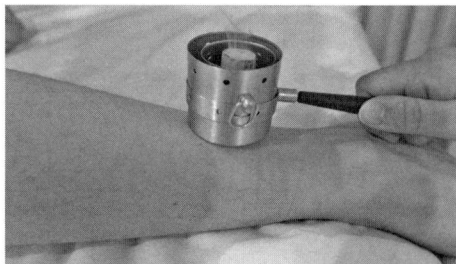

图1-2-2　温灸筒操作

二、温灸盒

1.灸器介绍

温灸盒应用特制的灸盒作为灸器，内装艾条或艾绒，固定在人体的某个部位进行治疗。共有两种温灸盒，第一种由艾条夹（用来固定艾条）、观火孔（掌握温度，防止烫伤）、固定用的带钩橡皮条、挡灰网、出灰槽组成。第二种由盒架和防护网组成，（图1-2-3）盒架无底，底部安装防护网，上面放置一个可随时取下的盒盖。（图1-2-4）

2.操作方法

（1）第一种温灸盒：打开盒盖，将一根艾条点燃后插入灸孔，合上盖子，将温灸盒放置在需要治疗的部位，用盒内附带的弹性松紧带固定，盒体外侧有挂钩，可以将艾灸盒固定在身体或者四肢穴位上进行施灸。治疗完毕打开艾灸盒，将燃烧剩余的艾条完全熄灭，方可离开。

（2）第二种无底温灸盒：在所选区域放置温灸盒，点燃3~5cm长的艾条2~3段、大艾炷（须预先捏紧）3~5个或艾绒，对准穴位放在铁窗纱上，盖好封盖，要留有缝隙，使空气流通，燃烧充分。

3.注意事项

（1）艾灸时保持温热而无灼痛为宜。

（2）第二种无底温灸盒，封盖用于调节火力和温度。一般而言，移开封盖，可使火力增大、温度升高；闭紧封盖，使火力变小，温度降低，也不可盖得太紧，防止艾火熄灭。

（3）用艾绒施灸时，要挑选金属网眼较小者，以防火星脱落，造成烫伤。

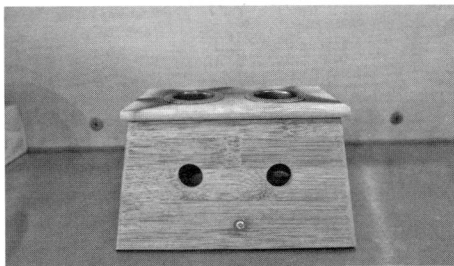

图1-2-3　温灸盒

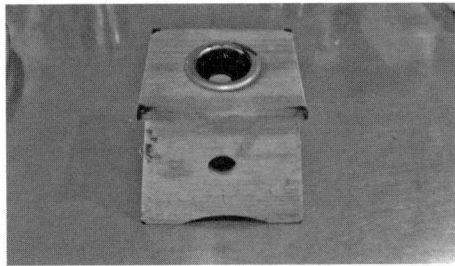

图1-2-4　无底温灸盒

三、温灸架

1.灸器介绍

温灸架是采用特制的架子进行温灸。温灸架既有温盒灸的特点，即固定于穴区，不须医者手持操作，又有温筒灸的优点，即火力集中一处，可根据需求按穴灸疗。温灸架是用金属焊制成灸架，可制成统一格式，亦可根据部位及病症的要求特制。（图1-2-5，图1-2-6）

2.操作方法

（1）准备长度适合的艾条。

（2）把温灸架置于选取的部位，根据穴区的分布，在灸架的铁丝小柱上插上艾段，从艾炷下端点燃，燃尽后取下灰烬再灸。

（3）灸完须灸的壮数，可移动灸架至另一部位，继续按上法操作。

3.注意事项

（1）灸前检查艾条夹子有无松动，是否可以牢固固定艾条。

（2）艾灸过程中，应注意观察，防止艾灸落下，以免造成烫伤。

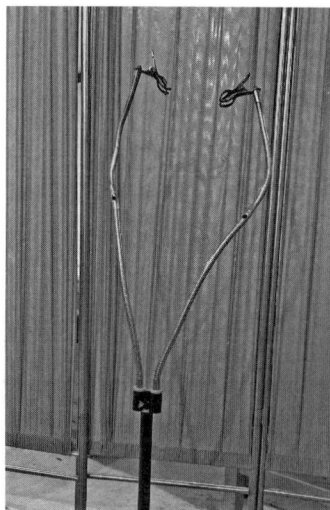

图1-2-5　温灸架A

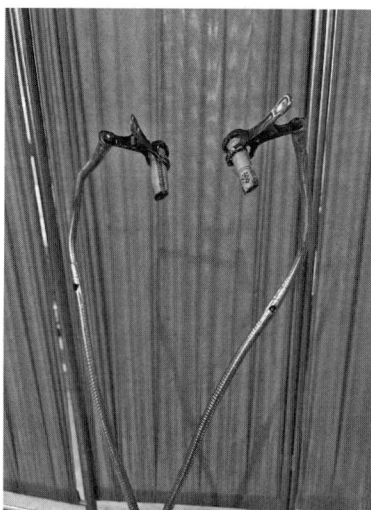

图1-2-6　温灸架B

四、温管灸

1.灸器介绍

温管灸是用苇管（或竹管）作为灸器向耳内施灸的一种方法。因用苇管作为灸具，所以也称苇管灸。其主要用于治疗头面部疾患，如面瘫、耳鸣、耳聋、中风、头痛、眩晕等。（图1-2-7，图1-2-8）

2.操作方法

（1）将黄豆大小或半个花生仁大小的一撮细艾绒，放在苇管器的鸭嘴处。

（2）用线香点燃艾绒后，另一端放置耳内。

（3）施灸时要询问患者感受，及时调节艾绒的含量，以保持适当的灸疗温度。

3.注意事项

（1）温管灸有较为明确的适应证，故临床应用时要注意对症治疗。

（2）温管灸的灸具，目前尚无批量生产，医者可就地取材，并从临床实践中不断完善。

（3）施灸时要防止艾火脱落烧坏衣服或烫伤皮肤。

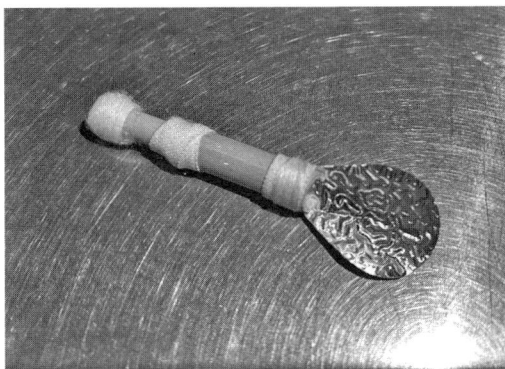

图1-2-7　温管灸A

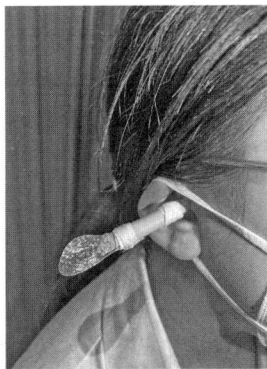

图1-2-8　温管灸B

五、雷火灸罐

1.灸器介绍

雷火灸罐通常由罐体和释放压力的阀体组成，是以燃烧或手动方式产生负压的罐状器具。雷火燃烧炷置于燃料储存器（即加热筒）中，燃料储存器嵌入于加热腔内，燃料储存器与加热腔内壁设有空气导流槽，燃料储存器分为上盖和下盖，上盖顶部与下盖侧壁设有透气孔，从而使雷火燃烧炷充分燃烧。通过旋转上盖可调节雷火燃烧炷与穴位表面的间距，改变温度的高低变化，燃料储存器内侧设有金属隔热膜防止温度侧移，避免烫伤操作者，底部为网状结构可完全使雷火燃烧炷温度下行，同时防止燃烧物掉落烫伤使用者，从而给予穴位持续温热的刺激。（图1-2-9，图1-2-10）

2.操作方法

（1）备好雷火燃烧炷、抽气阀、艾灸筒、罐体。

（2）打开艾灸筒，将艾柱插入艾灸筒内充分点燃，插入外筒，留出透气孔。

（3）将艾灸筒底部朝下装入罐体，按压固定。

（4）选穴后，将雷火灸罐放置相应位置。

（5）抽气阀插入罐体抽气部位，提拉抽气阀，直至雷火灸罐吸附于治疗部位。

（6）取下抽气阀，按压罐体泄压阀，保持温度和气压。

（7）温度过高时，旋转上盖提升高度，可降低温度。

（8）留罐10~15分钟。

（9）结束后，拔起罐体泄压阀，拿开罐体，取出艾灸筒，将燃烧后的艾炷置于盛水容器中直至熄灭。

3.注意事项

（1）灸前确认自身是否适合施灸，有严重高血压、心脏病、肝病、肺病等患者不宜施灸。

（2）灸前要保持皮肤干净。

（3）灸时要检查火源是否完好，防止灼伤皮肤或引起火灾。

（4）灸后要注意保暖，饮食清淡，避免大量饮酒及熬夜等不良习惯。

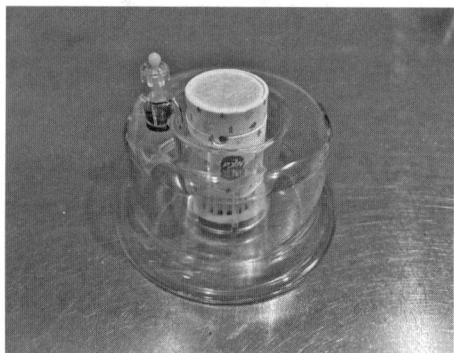

图1-2-9　雷火灸罐A

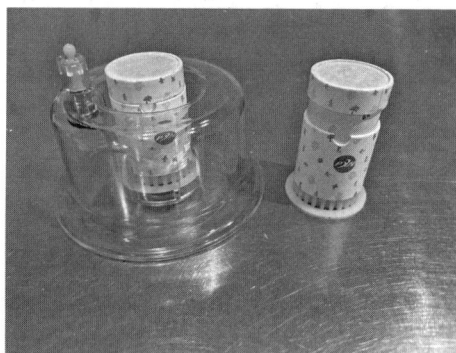

图1-2-10　雷火灸罐B

六、纯铜艾灸棒

1.灸器介绍

纯铜艾灸棒有三种型号：小号、中号、大号。小号纯铜艾灸棒配合4mm的

无烟艾条，适合做面部美容时使用，中号和大号纯铜艾灸棒适合身体其他部位艾灸。（图1-2-11，图1-2-12）

2.操作方法

（1）将铜制艾灸棒拿在手上，再将有弹簧的内筒从艾灸棒尾部取出，放在一旁备用，不用拆分艾灸棒顶盖。

（2）将准备好的艾条拿在手上点燃。

（3）将点燃的艾条放进拆分开的带有弹簧圈的内筒里面，调整弹簧圈，使艾条被牢牢抓住。

（4）将带有弹簧圈的艾灸棒内筒缓缓伸入艾灸棒内，再将尾部合上。

（5）装好艾条。

（6）使用完后，将艾灸棒拆分开，将未使用完的艾灸条取出熄灭，清洁里面的艾条粉末。

（7）熄火时，只要将上端弹簧部分按下同时倒置灸器使灸条滑入管内，停留10分钟即熄灭。

3.注意事项

（1）灸器点火后不可悬空过久，以免接触皮肤时温度过高以致烫伤，如悬空太久，可先以手掌将灸器的温度搓低后再继续使用。每隔一段时间，应将灸烬敲除。

（2）每使用灸条2~3条后，灸器控制口会产生温灸油垢，应以毛刷清洗，以保持灸器的通畅。

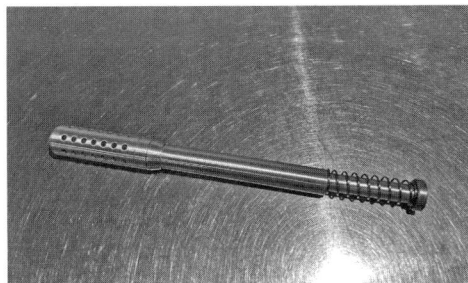

图1-2-11　纯铜艾灸棒A

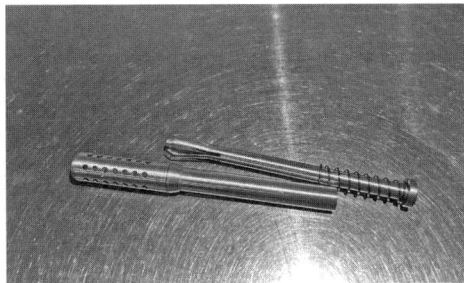

图1-2-12　纯铜艾灸棒B

七、便携式随身灸盒

1.灸器介绍

便携式随身灸盒可分为不锈钢盒、铜灸盒。平时用作保健比较多，或搭配竹制盒治疗用，四肢面积较小的部位可以选用单个的随身灸盒，面积较大的部位可以选择多联随身灸盒。（图1-2-13，图1-2-14）

2.操作方法

（1）将艾条插入灸盒内固定支架点燃。

（2）将灸盒盖上并旋转锁定，然后调节出风口，以控制温度的高低。

（3）将灸盒置入保温袋中，用松紧带固定在患处。

（4）经常清除保温袋及灸盒内的灰烬，以保持清洁。

3.注意事项

（1）尽量选择全铜随身灸盒，耐用蓄热。

（2）选择有隔烟功能的随身灸盒艾灸袋。

（3）施灸面积小可选择单联，施灸面积大可选择三联或四联。

（4）睡眠时禁用。

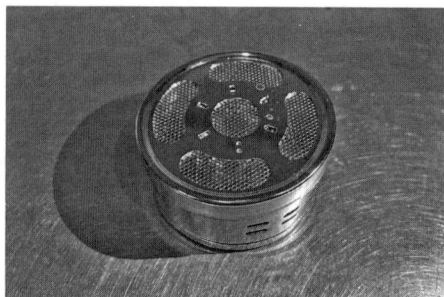

图1-2-13　便携式随身灸盒A

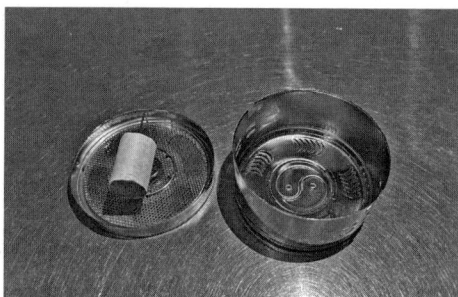

图1-2-14　便携式随身灸盒B

八、火龙罐

1.灸器介绍

火龙罐是由玄石加紫砂混合，烧制成设计尺寸的罐体。罐内与罐口用鎏金鎏银的方法，将金银与罐体高温融成一体，形成规则的花瓣形结构，达到金补银泄的治疗作用。罐体内点燃地道药材蕲艾制成的艾炷，生发纯阳之性，如火龙之口驱寒、除湿、化瘀，因此取名"火龙罐"。火龙罐是比较专业的艾灸器具，一般在背部使用较多，使用时要按照经络走向摆放在患者背部的督脉上。（图1-2-15）

2.操作方法

（1）洗手，轻插艾条，防止破碎。

（2）点燃艾条，火焰对准艾炷圆边和中心，防止火焰过大烧到罐口。

（3）一摸二测三观察：一摸罐口有无破裂，二测罐口温度是否过高，三观察艾炷燃烧升温是否均匀，升温是否正常。

（4）患者做好治疗前准备，摆好体位、脱衣、暴露施罐部位注意保暖，局部抹上按摩膏或精油。

（5）施罐时手掌的小鱼际先接触皮肤然后再落罐。

（6）持罐集推拿、刮痧、艾灸功能于一体，结合揉、碾、推、按、点、摇、闪、震、熨、烫等不同手法正旋、反旋、摇拨摇振罐体作用于皮肤肌肉组织，达到温经通络作用。

（7）每部位施灸20~30分钟，至皮肤微微发红发热，具体视疾病情况而定。

（8）暂停使用期间或用完罐后必须放置在配套的托盘上，盘内垫湿巾。

（9）艾条不要等到全部烧完再换，罐底发烫即更换艾条。

（10）罐子放置十分钟温度降低后，浇水去除浸湿的残艾，清洗干净晾干备用。

3.注意事项

（1）注意做好一摸二测三观察。

（2）操作过程中注意把控罐温，注意施灸量和火候，避免过度和不正规晃动以致艾条脱落、艾灰脱落，引起烫伤。

（3）治疗结束后嘱患者注意保暖，避免受凉。

（4）若出现口干、舌燥等上火症状，可适饮淡盐水一杯。

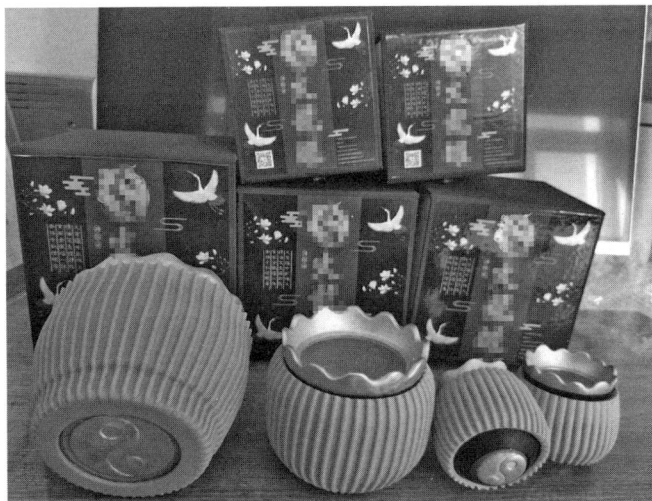

图1-2-15　火龙罐

九、温罐灸

1.灸器介绍

温罐灸由各种材质的罐、隔灰滤网、艾条固定针、盖子组成。根据不同产品，罐也分为单层罐和双层罐。温罐灸与温盒灸相比，温罐体积较小，适合于更多部位施灸，与温筒灸相比，可放置于穴区灸治，免去手持操作的麻烦。罐按材质分为不锈钢、铜质、竹质、陶质和木质罐。温罐灸具有方便固定、随穴而行、恒温和耐用的特点，在使用过程中不易掉灰、不漏明火。（图1-2-16，图1-2-17）

2.操作方法

（1）打开温罐灸的盖子，并准备一段长短合适的艾条。

（2）将艾条的一端插入内罐中心的艾灸固定针。

（3）点燃艾条后盖上盖子。

（4）装上罐的保护套就可以手持罐施灸，也可以用绑带将罐缚在身上施灸，这种方法需要在施灸部位覆盖毛巾等隔热，避免烫伤。

（5）使用温罐灸时，根据病情，在温灸部位涂抹刮痧油，采用九大手法（灸、点、按、拨、刮、熏、揉、推、熨）进行单一方向刮拭。

3.注意事项

（1）竹罐温罐灸时，为了防止艾火脱落，亦可在施灸处先铺一块纱布。无论何种温罐灸法，纱布均可先以醋浸绞干备用。

（2）多个灸罐同用时，要注意调节好每个罐的温度。

（3）使用陶罐时禁用暴力，如皮肤干涩，随时蘸湿再刮。操作期间密切观察患者局部皮肤状态，操作完成后及时清洁局部皮肤。

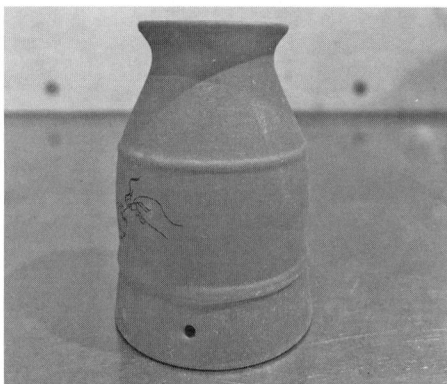

图1-2-16　温罐灸A

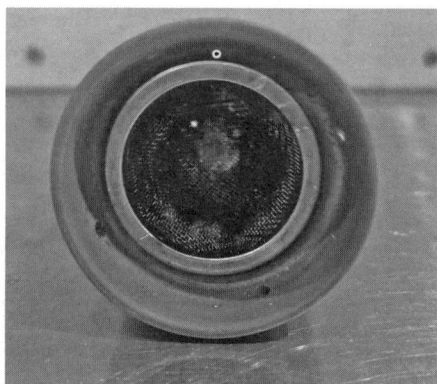

图1-2-17　温罐灸B

十、悬灸器

1.灸器介绍

悬灸器为内外筒嵌套结构，可左右旋转上盖调节温度，双层下筒保温隔热，筒内有艾炷固定针，用于固定艾炷，底部为过滤座，防止艾灰掉落烫伤皮肤。悬灸器内装有高分子过滤棉，吸附艾烟，在使用时解决了艾烟呛鼻的烦恼，使用时可用绑带固定也可用胶贴固定。悬灸器使用时垂直悬灸，导热快，温度可控，操作方便。（图1-2-18，图1-2-19）

2.操作方法

（1）取一个灸筒，拔出灸筒上盖，并把上盖平放在桌面上。

（2）取一颗艾炷，把艾炷插在固定针上，直到插不动为止。

（3）把双面胶圈贴在灸筒底座上。

（4）撕掉双面胶圈表层的离心纸。

（5）清洁要施灸部位表面皮肤，把灸筒粘贴到要施灸的部位或穴位。

（6）调整上盖角度竖直向下，从底部点燃艾炷。

（7）把上盖插入外筒，根据自身的感觉旋转并上下调节上盖的高度来控制施灸温度。

（8）施灸完毕，确认艾炷已经熄灭，清理艾灰后，把上盖插回外筒。

3.注意事项

（1）固定好胶贴或绑带，以防脱落。

（2）上盖不宜盖得太紧，防止艾火熄灭。

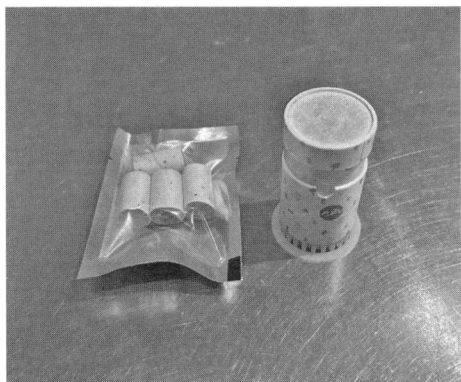

图1-2-18 悬灸器A

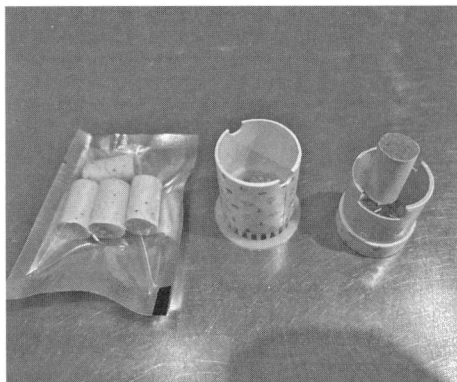

图1-2-19 悬灸器B

第三节
艾灸前准备及灸后处理

一、艾灸前准备

1.治疗室准备

（1）治疗室应卫生洁净，定期消毒净化，有良好的换气装置以保持空气流通。治疗台上的床垫、枕巾、毛毯、垫席等物品，要按时换洗晾晒，如采用一人一用的无菌垫布、垫纸、枕巾则更好。

（2）除治疗必需的药物、工具，应避免操作区域附近存放易燃物，并配备相应的消防物品或设备。

2.医生的准备

（1）准备相应操作器具，可接触患者皮肤的针具、艾灸盒等。器具应确保清洁。

（2）医者应用肥皂水将手洗净。对于温针灸等需要与患者皮肤直接或间接接触的操作，应先用肥皂水将手洗净，待干后再用75%乙醇棉球擦拭，方可操作，应注意在擦拭后，要待干燥后再行点燃艾炷等操作，避免烧伤。

（3）指导患者保持艾灸体位。

3.患者的准备

（1）避免受凉，饮食寒凉。

（2）了解艾灸治疗过程，遵医嘱采取适当体位。

二、艾灸后处理

1.医生的处理

（1）熄灭未燃尽艾条、艾炷，移除艾灰、间隔物及灸盒等相关工具并分类处理。

（2）瘢痕灸部位局部贴敷处理。

（3）向患者交代后续注意事项。

（4）灸后皮肤潮红为正常现象，无需特殊处理。

（5）瘢痕灸者，在灸疮化脓期间，要保持局部清洁，并用敷料保护灸疮，以防感染。灸疮脓液呈黄绿色或有渗血现象者，可用消炎药膏或玉红膏涂敷。根据灸疮愈合情况定期清洁换药，一般轻者7~20天、重者20~50天灸疮结痂脱落，局部留有瘢痕。

2.患者的处理

（1）注意艾灸后局部保暖。

（2）避免进食辛辣、油腻等刺激性食物。

（3）如有灸疮、水疱，应保持局部清洁、干燥，避免污染，遵医嘱护理。

第四节
艾灸的时间及疗程

艾灸疗程与患者体质、疾病情况密切相关。不同疾病、不同体质的患者，在接受治疗时，能够承受的灸疗强度各不相同，可给予的灸量，即施灸的数量、时间也因人、因病而异。《扁鹊心书》载："大病灸百壮""小病不过灸三五七壮"。《医宗金鉴》云："凡灸诸病，必火足气到，始能求愈。"可见过度施灸或灸量不足皆不能达到很好的治疗效果。

一般情况下，老年、小儿灸量宜小，中青年灸量宜大；男性患者灸量可稍大，女性患者灸量则不宜大；初病、体质强壮者灸量宜大，久病、体质虚弱者灸量宜小。根据施灸部位来说，头面部和胸部不宜多灸，而腰腹部施灸灸量可稍大；四肢末端皮肉浅薄而筋骨聚集之处不可多灸，但肩臀及大腿和上臂肌肉丰满处灸量可稍大。另外，元气将脱等重症、危症可不计壮数，灸到正气恢复。外感表证等病情轻浅者，可适量少灸。

艾灸时间方面，一年四季均可艾灸，对于养生保健及部分慢性疾病而言，阳气生发、阳气旺盛的冬至、夏至前后最宜，各个节气前后数日的节气灸也较为常用。

实际操作中，施灸时间一般为每穴10~20分钟，时间越长，作用量越大。一般初灸时，每日1次，3次后可改为2~3天1次。急性病可每日灸2~3次。两次瘢痕灸一般间隔1~10天。

疗程方面，一般5~15次为1个疗程，急症、轻症疗程较短，通常在1周之内，慢性病疗程则可达数月甚至更长，也可根据病情选择间断治疗。保健灸可每周灸疗1~3次，以无口干、乏力等不适症状为宜。

第五节
异常情况处理

1.偶有灸后身体不适者，如身热感、头昏、烦躁等，可令患者适当活动身体，饮少量温开水或针刺合谷、后溪等穴位，可使症状迅速缓解。

2.施灸过量，时间过长，局部会出现水疱。施灸局部出现小水疱，应保持局部皮肤清洁，可适当覆盖清洁敷料以防止擦破，待水疱自然吸收。施灸部位出现较大水疱，可局部消毒后，以无菌针具刺破水疱，放出疱液，予无菌敷料覆盖，再涂以烫伤油或消炎药膏等。

3.瘢痕灸后灸疮应按照艾灸后处理方式进行。如发生灸疮脓液呈黄绿色或有渗血现象，在局部做消炎处理，一般短时间内可消失；如出现红肿热痛且范围较大，在上述处理的同时口服或外用消炎药物；化脓部位较深的，应请外科医生处理。

4.灸后出现过敏性皮疹，一般可在停灸后数天逐渐消退，无需特殊处理。症状较重者可对症服用抗组胺药等药物治疗，出现发热、烦躁不安等症状应及时就医。

第六节
家庭常用的艾灸方法

一、艾炷灸

艾炷灸是将艾绒揉成一个一个的艾炷直接或间接置于穴位上进行施灸的方法。艾炷可分为大、中、小三种，大艾炷大小约为半个橄榄，中艾炷大小约为半个枣核，小艾炷大小约为一个麦粒。一个艾炷称为一壮。施灸时艾炷的大小、壮数应综合患者的疾病性质、病情轻重、年龄等因素来决定。根据施灸方法不同，艾炷灸可分为直接灸与间接灸两种。

（一）直接灸

1.瘢痕灸（图1-6-1）

又称化脓灸，将艾炷直接放在穴位上进行施灸，局部组织经过烧灼、破溃、化脓后，留下永久瘢痕。具体操作方法如下。

（1）体位：因操作时间较长，疼痛较剧烈，要求患者体位舒适、平整，可以长时间坚持不改变体位。

（2）操作：在施灸的穴位处涂以少量大蒜汁，将艾炷置于蒜汁上，用线香将艾炷从上端点燃。要求每壮必须燃尽，每灸完一壮，用纱布蘸少许温开水将艾灰拭去，复按前法继续施灸，具体施灸壮数根据患者病情、体质、年龄及耐受度决定。

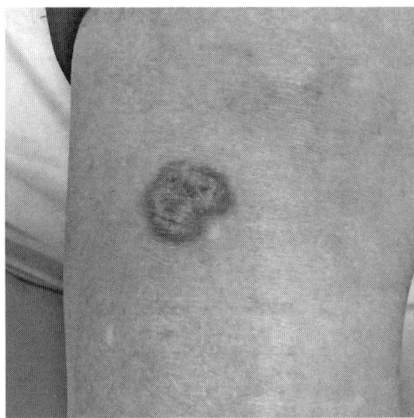

图1-6-1 瘢痕灸

（3）灸后处理：待所有壮数灸治完毕，用浸有生理盐水的消毒敷料拭去艾灰，灸区一般会形成一焦痂，覆以灸疮膏药或胶布，促使局部无菌性化脓，每日或隔日换一次膏药或胶布，待1~2周以后，脓水减少，最后局部结痂脱落后，形成灸疮，留有瘢痕。

此灸法可以改善体质，增强抵抗力，主要适用于哮喘、肺痨、瘰疬、慢性胃肠炎、慢性支气管炎等顽固性疾病。

（4）注意事项：施灸时由于艾火烧灼皮肤，患者感到剧烈灼痛时，施术者可在施灸部位周围轻轻拍打，以缓解疼痛。灸后一定要注意休息，适当多进食高蛋白及营养丰富食物，促使灸疮透发。本方法会在局部留下瘢痕，因此施灸前必须征得患者同意，颜面部、关节处、大血管处禁用此方法。体质虚弱、糖尿病及皮肤病患者不可使用本治疗方法。

2. 无瘢痕灸（图1-6-2，图1-6-3）

又称非化脓灸，也是直接灸的一种方法，施灸以温熨为主，不透发形成灸疮，不留瘢痕。具体操作方法如下。

（1）患者摆好体位，在施灸腧穴部位涂以少量凡士林，使艾炷便于附着。将大小适宜艾炷放置在施灸部位，用线香从艾炷上端点燃。

（2）当患者感觉局部微灼痛时，即用镊子将艾炷移去，更换艾炷继续施灸。

（3）一般连续灸3~7壮，以局部皮肤出现红晕而不起泡为度。因皮肤无灼伤，故灸后不化脓，局部不留瘢痕。

此灸法不留瘢痕，患者易于接受，可适用于慢性腹泻、哮喘、眩晕、风寒湿痹等一般虚寒性轻症及疣、疥癣、皮肤久溃不愈等皮肤病。施灸时以不烧伤皮肤为度，多选用中、小艾炷。灸治完毕后，可用油剂涂抹施灸部位，以保护皮肤。

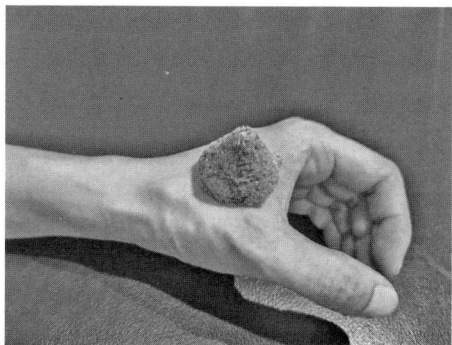

图1-6-2　无瘢痕灸A

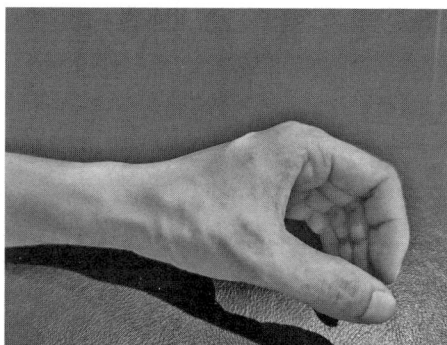

图1-6-3　无瘢痕灸B

（二）间接灸

1.隔姜灸（图1-6-4，图1-6-5）

指艾炷与皮肤之间隔以生姜片进行施灸的方法，具体操作如下。

（1）为了使患者能够坚持治疗，不宜改变体位，一般取俯卧位或仰卧位。

（2）将新鲜生姜切成直径2~3cm、厚0.3~0.4cm的薄片，中间用针扎数孔，置于穴位上，放置适宜大小艾炷，用线香将艾炷从上端点燃施灸。

（3）当患者觉局部皮肤灼痛时，将姜片上提使之离开皮肤片刻，旋即放下继续施灸，或更换艾炷再灸，一般每穴灸5~7壮，以局部皮肤潮红为度。

（4）灸毕，去除姜片，局部皮肤涂少量正红花油，防止皮肤灼伤，还可增强艾灸活血化瘀、散寒止痛功效。

隔姜灸具有解表散寒、温中止呕的作用，可用于治疗外感表证、虚寒性腹痛、腹泻、呕吐、痛经、阳痿、遗精、风寒湿痹、肾虚腰痛、周围性面神经麻痹等。本治疗方法中艾炷以小、中为主，一般不选用大艾炷，艾炷排列不宜过近，施灸时间不宜太长，以局部皮肤微红为度，以免烫伤皮肤。

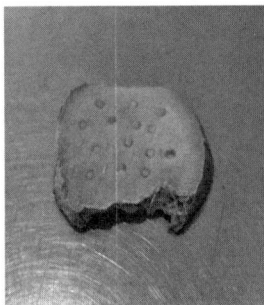

图1-6-4　隔姜灸姜片

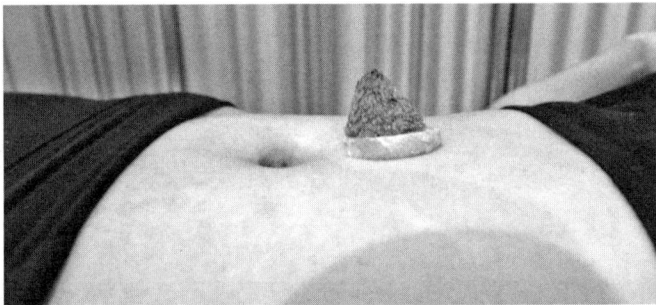

图1-6-5　隔姜灸

2.隔蒜灸（图1-6-6，图1-6-7）

指艾炷与皮肤之间隔以大蒜片进行施灸的方法，具体操作如下。

（1）为了使患者能够坚持治疗，不宜改变体位，一般选取俯卧位或仰卧位。

（2）将独头大蒜切成直径2~3cm，厚0.3~0.4cm的薄片，中间用针扎数孔，置于穴位上，放置适宜大小艾炷，用线香将艾炷从上端点燃施灸。

（3）因大蒜液具有刺激性，每灸3~4壮或患者觉局部皮肤轻微灼痛时，即更换蒜片，继续施灸，一般每穴灸5~7壮。

（4）灸毕，去除蒜片，因大蒜液刺激性较大，灸后皮肤容易起泡，注意防护，若水泡较小，不要刺破，待其慢慢吸收即可；若水泡较大，需刺破放出里面的液体，并覆以无菌敷料防止感染。

隔蒜灸具有解毒杀虫、消肿散结的作用，可用于治疗肺痨、腹中积块、痈疮肿疖初起未溃及毒虫咬伤等。本治疗方法中大蒜汁刺激性较大，可将大蒜切片后在空气中放置几分钟，待其表面氧化后，再予施灸，以减轻对皮肤的刺激性。施灸时艾炷以小、中为主，施灸时间不宜太长。

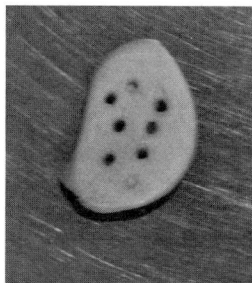

图1-6-6　隔蒜灸蒜片

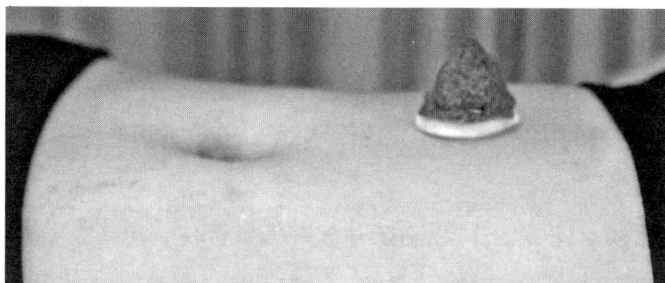

图1-6-7　隔蒜灸

3.隔盐灸（图1-6-8）

又称神阙灸，即指在神阙部位进行施灸的一种治疗方法，具体操作如下。

（1）患者仰卧位，将纯净干燥的食盐纳入肚脐，使与脐平。

（2）将艾炷置于食盐上方，用线香从上端点燃艾炷，患者感觉到温热感即更换艾炷，一般灸5~7壮，以患者能耐受为度。

（3）可在食盐与艾炷之间垫隔以生姜片，加强温中散寒功效。

（4）对于急性病症，如中风脱证、急性寒性腹痛、腹泻、痢疾等，可不拘于壮数，需连续施灸以症状改善为首要。

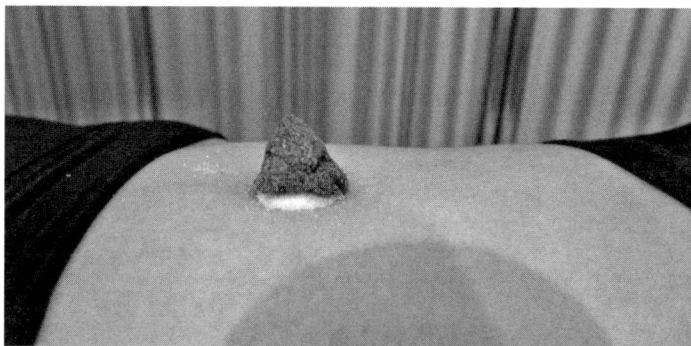

图1-6-8　隔盐灸

隔盐灸具有回阳、救逆、固脱之效，可适用于虚脱、四肢厥冷、急性腹痛、腹泻、痢疾、淋病等。如患者脐部不凹陷或者凸出者，可以先用湿面圈将肚脐围起来，再纳入食盐施灸。根据病情需要也可在肚脐中先纳入相关药物，再纳入食盐，结合药物的功效，增强治疗作用。

4. 隔附子灸（图1-6-9，图1-6-10）

指艾炷与皮肤之间隔以附子饼或附子片进行施灸的方法，具体操作如下。

（1）选择合适的体位，一般选择仰卧或俯卧位。

（2）附子饼制作：将熟附子粉用黄酒调和呈饼状，直径2~3cm，厚0.3~0.5cm，用针扎数孔。

（3）附子片制作：熟附子用水浸透后，切成厚0.3~0.5cm附子片，中间用针扎数孔。

（4）将附子饼或附子片放在施灸部位，上置艾炷，用线香从艾炷上端点燃施灸，一般每次灸5~10壮，以局部皮肤温热潮红且患者能耐受为度。

（5）灸毕，去除附子饼或附子片，局部皮肤涂少量正红花油，防止皮肤灼伤，另外可增强艾灸温经散寒之功效。

附子性辛甘大热，取其温肾助阳之功效，适用于各种阳虚证，如阳痿、早泄、遗精、痛经、慢性溃疡性结肠炎及外科疮疡久溃不敛、肢端麻木等。本治疗方法操作时附子饼不可太厚，一般厚度小于0.5cm，施灸时间不宜过长，室内注意通风，避免患者出现皮肤过敏或口唇鼻痒、恶心、腹痛、四肢微痛等类似乌头碱中毒现象。

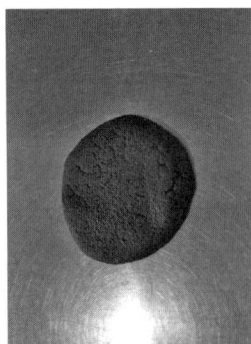

图1-6-9　隔附子灸
附子饼

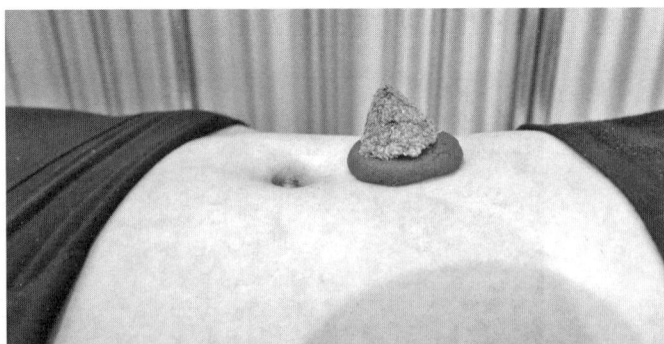

图1-6-10　隔附子灸

二、艾条灸

艾条灸又称为艾卷灸，是用绵纸将艾绒包裹好，制成长圆筒状，将其一端点燃后，对准所需要操作穴位或部位进行熏灼的一种治疗方法。艾条灸主要分为以下几种类型。

（一）温和灸（1-6-11）

温和灸指的是将艾条的一端点燃，对准施灸部位，距离皮肤2~3cm进行熏灸。固定于应灸部位，不移动艾条，每个部位一般灸10~15分钟，使患者感觉局部有温热感或微微发汗但无灼痛感，以局部皮肤稍红晕为度。

温和灸具有温通经脉、散寒祛邪的作用，适用于一切灸法适用的病证，如风寒感冒、风寒湿痹及相关急慢性疾病。

对于局部知觉减退患者（如中风病人）患侧肢体，施灸时操作者可将手示指、中指两指置于施灸部位两侧，通过施术者手指感受的温度而测知患者局部的受热程度，便于及时调节施灸距离与时间，防止烫伤皮肤。

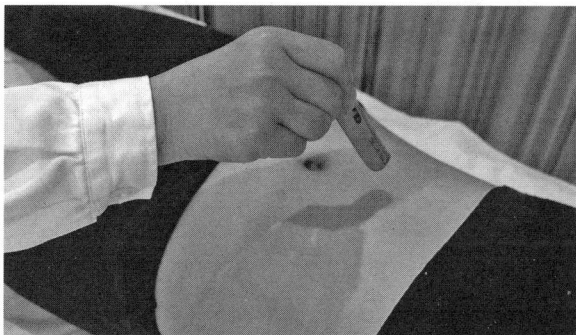

图1-6-11　温和灸

（二）雀啄灸（图1-6-12）

雀啄灸就是将艾条点燃的一端悬置于施灸部位之上，对准穴位，像小鸟啄食一样，一上一下的活动施灸，一般艾灸10~15分钟，以局部皮肤红晕为度。

施灸时注意艾火不要碰触到皮肤，以患者感觉局部温热，皮肤微微潮红，身体微微汗出为度，注意艾灸灰的处理，不要灼伤皮肤。

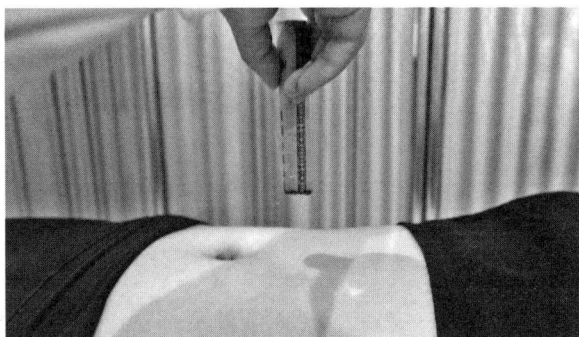

图1-6-12　雀啄灸

（三）回旋灸（图1-6-13）

回旋灸就是将艾条的一端点燃，在距离施灸部位约3cm处往复回旋施灸，也可进行左右来回施灸，每日艾灸10~15分钟，以局部皮肤出现温热潮红为度。

对于体质强壮患者，在施灸时可适当加大灸量，延长艾灸时间；对于久病人群、老人、小儿及体质虚弱者，艾灸量宜小，艾灸时间宜短。

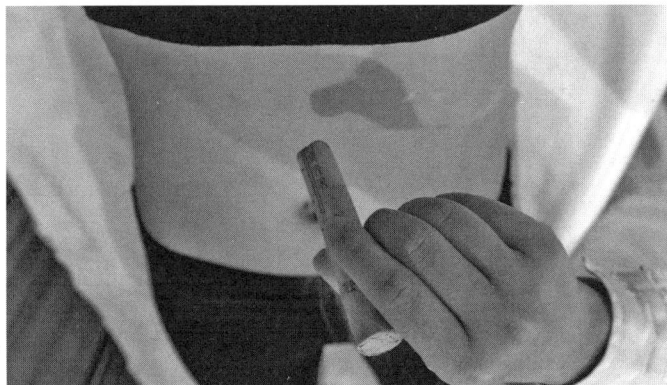

图1-6-13　回旋灸

三、温灸器灸

温灸器是一种专门用于施灸的器具，用温灸器施灸的方法称为温灸器灸，常用的有温灸盒与温灸筒。

1.温灸盒灸（图1-6-14~17）

一般用于四肢、颈、背、腰等部位。目前常用的灸盒根据规格不同，分为单孔、双孔与多孔。单孔灸盒主要用于颈部、四肢关节处及单个穴位处，双孔或多孔灸盒多用于腰背、腹部等面积较大的部位。

（1）根据病情需要，让患者摆好体位，一般选择仰卧位或俯卧位。

（2）将艾灸条一段点燃后插入灸盒孔中，可从灸盒侧孔中观察艾条距离隔离网的距离，不可距离皮肤太近，以患者感觉局部皮肤温热为佳。

（3）灸至皮肤微微潮红为度，一般每次艾灸15~30分钟。

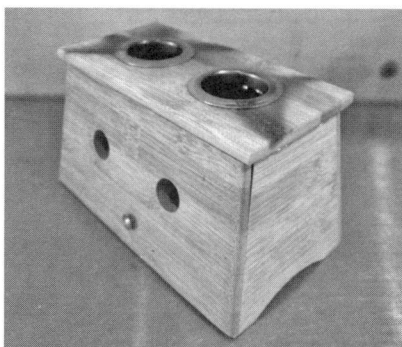

图1-6-14 温灸盒灸A

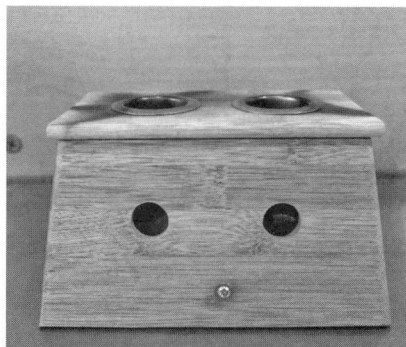

图1-6-15 温灸盒灸B

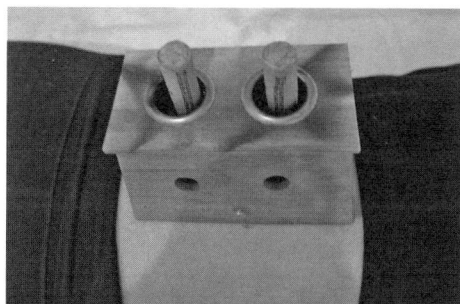

图1-6-16 温灸盒灸A

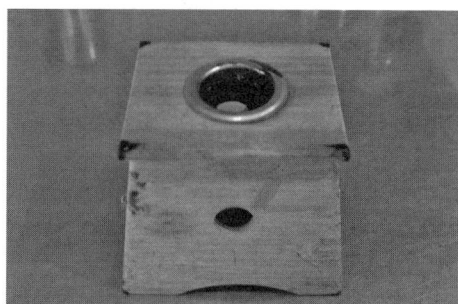

图1-6-17 温灸盒灸B

2.温灸筒灸（图1-6-18~21）

（1）患者摆好体位，艾灸筒较方便操作，根据病情需要可选仰卧位、俯卧位或坐位，以体位舒适能坚持治疗为原则。

（2）打开灸筒盖，将适量艾绒或艾条段放入灸筒中，点燃艾绒或艾条段，待其燃旺，盖上灸筒盖。

（3）在施灸部位隔以数层棉布，手持温灸筒手柄将筒底置于施灸部位进行温熨。

（4）如患者感觉灼热感，可将灸筒提起片刻再灸或再增加几层棉布，防止烫伤皮肤；如感觉温度不够高，可以减少几层棉布，增加透热性。

（5）一般艾灸10~15分钟，以施灸部位皮肤潮红且患者能耐受为度。

一般需要灸治者均可以使用温灸器灸，此治疗方法操作简便，尤其适用于小儿、女性、老年人及畏惧灸治的患者。

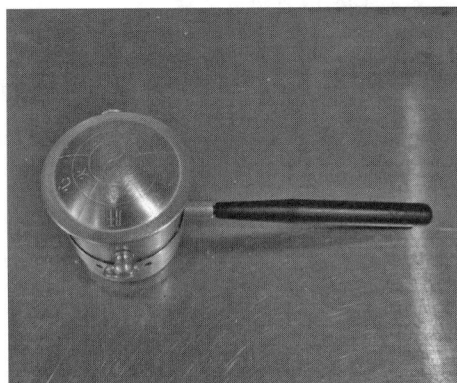

图1-6-18　温灸筒灸A

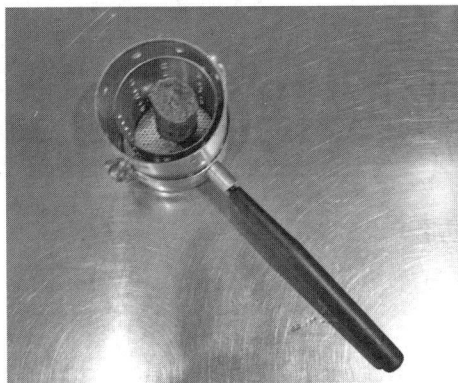

图1-6-19　温灸筒灸B

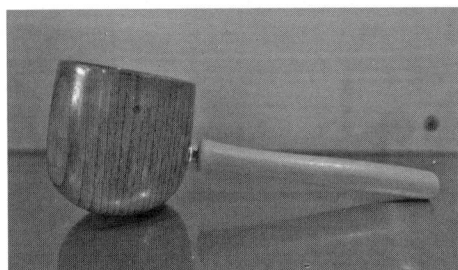

图1-6-20　温灸筒灸C

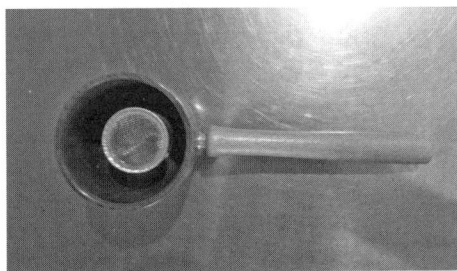

图1-6-21　温灸筒灸D

第七节
保健灸法

一、足三里保健艾灸（图1-7-1）

【位置】在小腿前外侧，外膝眼下3寸，距离胫骨前缘1横指（1寸）。

【简便取穴】站直弯腰，同侧虎口围住髌骨上外缘，其余四指向下，中指指尖处即足三里。

【归经】足阳明胃经。

【穴位功效】健脾和胃，益气祛湿，通络导滞。

【主治】胃痛，呃逆，呕吐，腹胀，腹痛，泄泻，便秘，虚劳，下肢痿软，下肢疼痛，老年性关节炎等。

【操作】艾条回旋灸，每天1~2次，每次10~15分钟。灸后捏拿膝关节上方内外两侧肌肉5分钟，再捶足三里5分钟。瘢痕灸5~7壮，通过足三里做瘢痕灸，可以提高机体免疫力。温灸器灸15~30分钟，常灸足三里可以预防流行性感冒。

【随症配穴】治疗胃下垂、子宫下垂等气虚下陷可配百会、气海、关元；腹痛、腹泻可配中脘、气海；老年性关节炎可配三阴交、关元、阳陵泉。

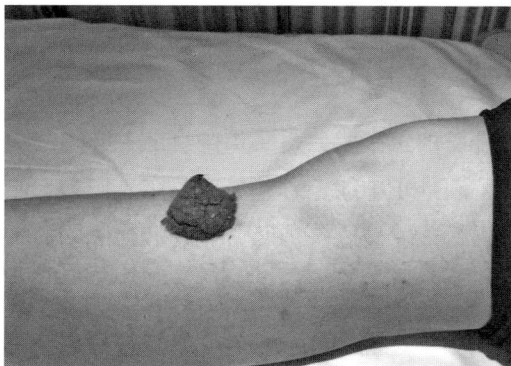

图1-7-1　足三里保健艾灸

二、三阴交保健艾灸（图1-7-2）

【位置】在小腿内侧，内踝尖上3寸，胫骨内侧缘后方。

【简便取穴】正坐，把除大拇指外的其余四指自然并拢，小指下缘紧靠内踝尖上方，示指上缘所在水平线与胫骨后缘的交点即三阴交。

【归经】足太阴脾经。足太阴脾经、足厥阴肝经、足少阴肾经交会穴。

【穴位功效】健脾养血，调补肝肾，化痰祛瘀。

【主治】腹胀，腹泻，月经不调，崩漏，带下，不孕，滞产，遗精，阳痿，遗尿，小便不利，下肢痿痹，劳淋，足踝病。

【操作】艾条温和灸10~15分钟；非瘢痕灸3~7壮；温灸器灸15~30分钟。孕妇禁用。

【随症配穴】治疗癃闭、尿潴留、遗尿配八髎；痛经、月经不调配关元、天枢、神阙；腹痛、腹泻配中脘、足三里。

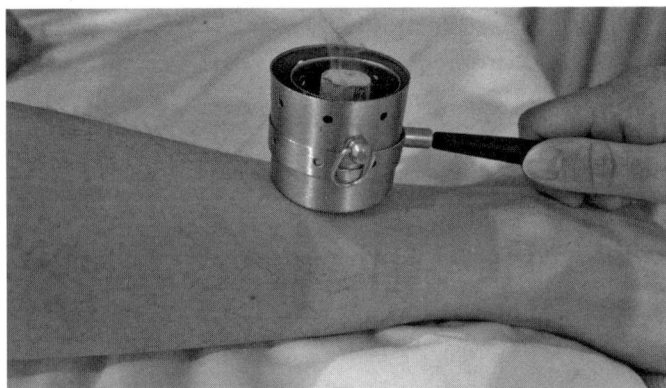

图1-7-2　三阴交保健艾灸

三、中脘保健艾灸（图1-7-3）

【位置】在上腹部，前正中线上，脐正中直上4寸。

【简便取穴】在上腹部正中线上，肚脐中央垂直向上5横指处即中脘。

【归经】中脘属于任脉，为胃之募穴，六腑之会，胃的经气汇聚于此，是腐熟水谷的根源。

【穴位功效】健脾除湿，理气降逆，安神定惊。

【主治】胃脘痛，呃逆，呕吐，反胃，纳呆，食谷不化，腹痛，腹胀，腹泻，便秘，子宫脱垂，失眠，荨麻疹等。

【操作】艾条回旋灸、温和灸10~15分钟；隔姜灸5~7壮，隔日1次；温灸器灸，每次灸15~30分钟。

【随症配穴】治疗胃痛、呕吐配足三里；癫痫、不寐配涌泉；泄泻配天枢。

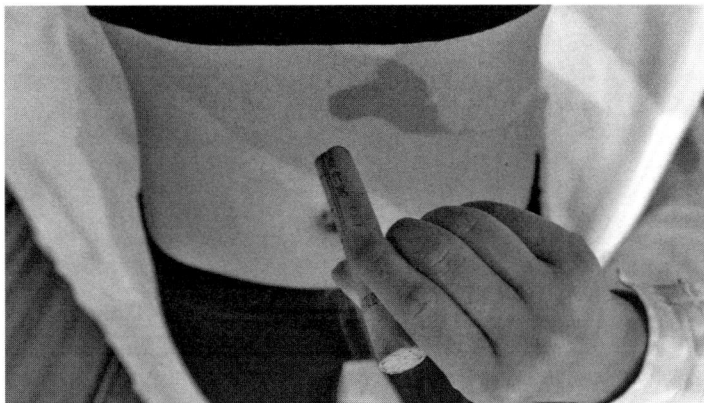

图1-7-3　中脘保健艾灸

四、气海保健艾灸（图1-7-4）

【位置】别名脖胦，在下腹部，前正中线上，脐正中直下1.5寸。

【简便取穴】位于下腹部，前正中线上，脐中央垂直向下2横指处即气海。

【归经】任脉。

【穴位功效】补元气，利下焦，行气散滞。

【主治】下腹疼痛，大便不通，泄痢不止，癃淋，遗尿，阳痿，遗精，滑精，闭经，崩漏，带下，阴挺，中风脱证，脘腹胀满，气喘，心下痛，脏器虚惫，真气不足，肌体羸瘦，四肢力弱，奔豚，疝气，失眠，神经衰弱，肠炎。

【操作】艾条温和灸10~15分钟；温灸器灸15~30分钟；非瘢痕灸3~7壮；隔姜灸5~7壮；隔附子饼灸5~10壮。孕妇慎用。

【随症配穴】治疗肠炎、细菌性痢疾配中脘、足三里；男子性功能障碍配命门、三阴交；功能性子宫出血配三阴交、八髎；支气管哮喘配大椎、中脘；神经衰弱配大椎、足三里。

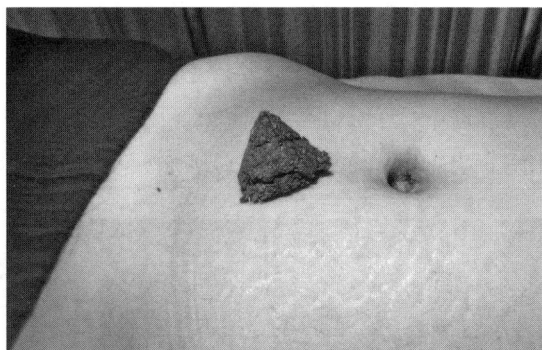

图1-7-4　气海保健艾灸

五、关元保健艾灸（图1-7-5）

【位置】在下腹部，前正中线上，脐正中直下3寸。

【简便取穴】在下腹部，前正中线上，肚脐正中央垂直向下4横指处即关元。

【归经】任脉，是元阴元阳交汇之所，也是人们常说的"丹田"之处，此穴为体内阳气所在之地，也是经气化生之所。

【穴位功效】补益下焦，培元固本。

【主治】癃闭，尿频，遗精，阳痿，月经不调，痛经，带下，崩漏，不孕，小腹疼痛，腹泻，虚劳羸瘦。

【操作】艾条温和灸10~15分钟；温灸器灸15~30分钟；非瘢痕灸3~7壮；隔附子饼灸5~10壮。孕妇禁用。

【随症配穴】治疗月经不调、痛经配三阴交、天枢；阳痿、遗精、遗尿等配命门、三阴交、八髎；带下病配带脉、三阴交；遗尿配阴陵泉、水分。

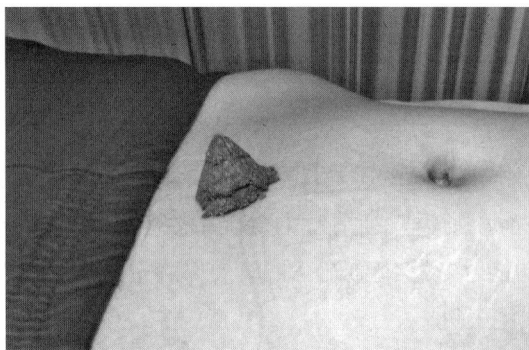

图1-7-5　关元保健艾灸

六、神阙保健艾灸（图1-7-6）

【位置】在腹中部，脐中央。

【简便取穴】肚脐正中央处即神阙。

【归经】任脉，脐为任脉经气汇聚之处，奇经八脉中的任脉、带脉、冲脉均从脐部循行而过。小腹居于下焦阴寒之地，为阴中之阴，若饮食生冷或腹部受寒，则会引起腹痛、腹泻、胃痛、手足凉、畏寒、月经不调、痛经、小便清频等不适，故神阙的艾灸保健为防病养生的重要环节。

【穴位功效】温阳散寒，回阳救逆，平衡阴阳。

【主治】脐周痛，腹胀，肠鸣，泄泻，水肿，小便不利，脱肛，中风虚脱，四肢发凉，畏寒怕冷，五更泻，男科病，妇科病。

【操作】隔盐灸5~7壮；艾条温和灸10~15分钟；隔姜灸5~7壮；隔附子饼灸7~10壮；艾条回旋灸10~15分钟；温灸器灸15~30分钟。

【随症配穴】腹痛腹泻配关元、足三里；四肢厥冷配足三里、气海；五更泻配命门；男科、妇科病配八髎、三阴交。

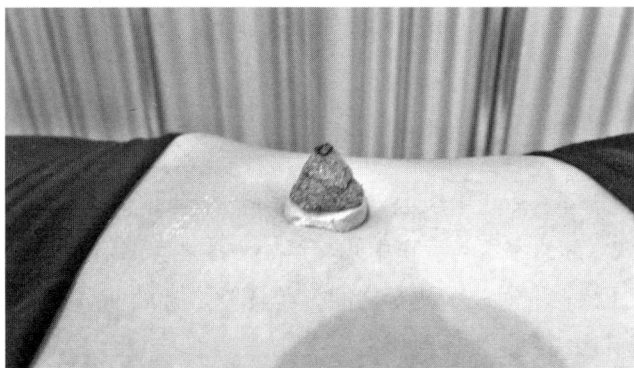

图1-7-6 神阙保健艾灸

七、涌泉保健艾灸（图1-7-7）

【位置】在足底部，屈足卷趾时足心最凹陷中，约当足底第2、3趾蹼缘与足跟连线的前1/3与后2/3的交点处。

【简便取穴】卷足，足底最凹陷处即涌泉，按压时有酸痛感。

【归经】足少阴肾经，井穴。

【穴位功效】滋阴补肾，养血安神，引火归元。

【主治】咽喉肿痛，咳嗽，气喘，失眠，多梦，便秘，小便不利，足心热，腰脊痛。

【操作】艾条温和灸10~15分钟；温灸器灸15~30分钟。

【随症配穴】失眠、多梦配三阴交、太冲；腰脊痛配命门、大椎；小便不利配神阙、阴陵泉。

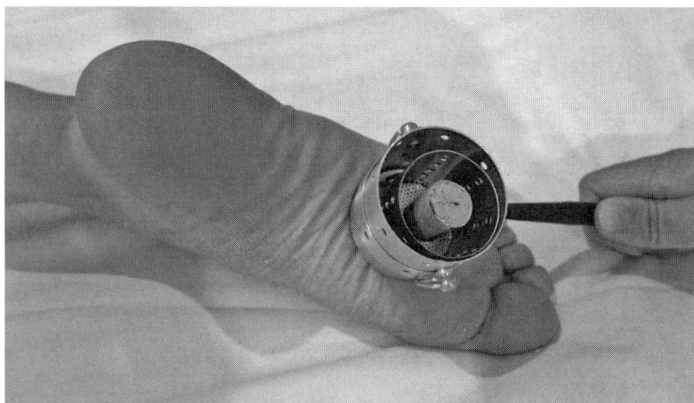

图1-7-7　涌泉保健艾灸

八、命门保健艾灸（图1-7-8）

【位置】在腰部，后正中线上，第2腰椎棘突下凹陷中。

【简便取穴】脐水平线与后正中线交点处，按之有凹陷处即命门。

【归经】督脉。本穴位于两肾之间，与任脉之神阙前后相对，为两肾所生之元气出入督脉之门户，生命气化之根本。

【穴位功效】补肾助阳，通络除湿，固本培元。

【主治】腰痛，少腹痛，五更泻，脊强，遗尿，尿频，赤白带下，阳痿，耳鸣，手足逆冷，下肢痿痹。

【操作】艾条温和灸10~15分钟；隔姜灸5~7壮；隔附子饼灸7~10壮；非瘢痕灸3~5壮；温灸器灸15~30分钟。

【随症配穴】腰脊痛配大椎、肾俞；遗尿、阳痿、尿频配八髎、关元、肾俞；五更泻配神阙、天枢；带下病配带脉、关元。

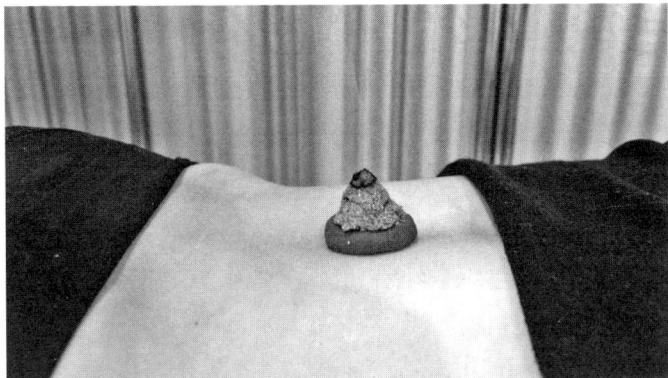

图1-7-8　命门保健艾灸

九、膏肓保健艾灸（图1-7-9）

【位置】在背部，第4胸椎棘突下，后正中线旁开3寸。

【简便取穴】坐位低头，先在颈背部找到最高点突起即第7颈椎棘突，再向下数4个突起的椎骨棘突，为第4胸椎，其棘突下旁开4横指处即膏肓。

【归经】足太阳膀胱经。

【穴位功效】健脾益肾，补肺益气，醒神开窍。

【主治】咳嗽，气喘，遗精，盗汗，羸瘦虚损，健忘失神。

【操作】艾条温和灸，每日1次，每次10~15分钟；隔姜灸5~7壮。

【随症配穴】咳嗽、气喘配肺俞、定喘；遗精、盗汗配命门。常人坚持温和灸膏肓可以防治感冒，增强心肺功能，提高机体抗病能力。

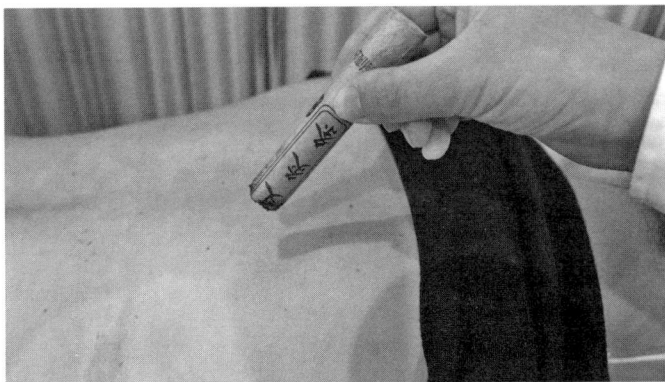

图1-7-9　膏肓保健艾灸

十、大椎保健艾灸（图1-7-10）

【**位置**】后正中线上，第7颈椎棘突下凹陷中。

【**简便取穴**】低头，位于颈与背交界椎骨最高突起处，椎体下缘凹陷处即大椎。

【**归经**】督脉。手三阳经、足三阳经与督脉的交会穴。

【**穴位功效**】热病，疟疾，咳嗽，气喘，骨蒸，脊痛，颈项强痛，颈瘿。

【**功用**】清热解毒，益气助阳，固精安神。

【**操作**】艾条温和灸10~15分钟；非瘢痕灸3~7壮；温灸器灸15~30分钟。

【**随症配穴**】治疗疟疾配足三里、至阳、间使；腰脊痛配命门、肾俞。

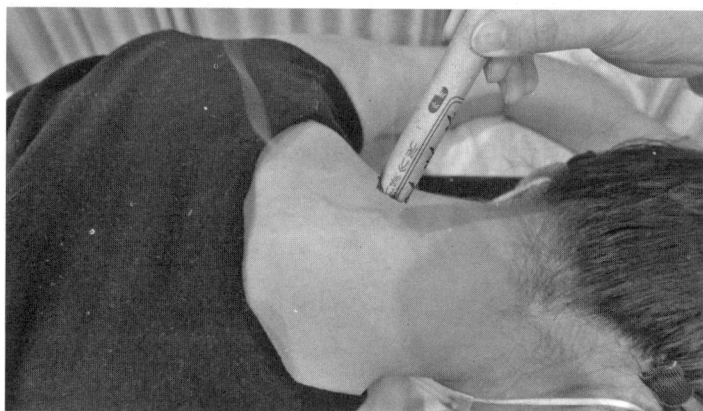

图1-7-10　大椎保健艾灸

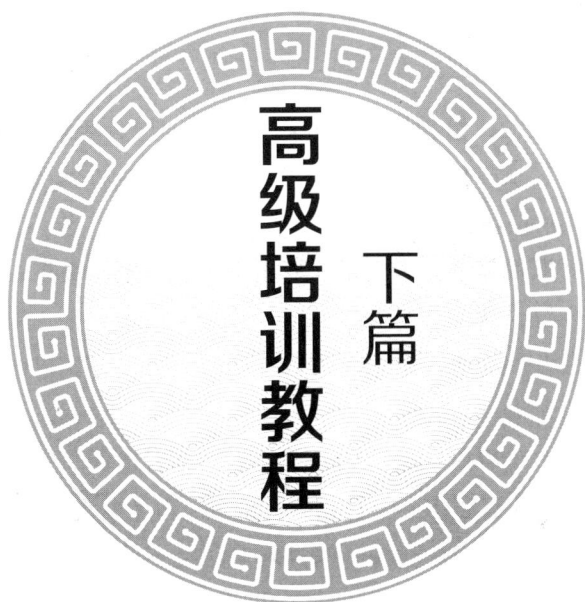

高级培训教程

下篇

第一节
职业道德与岗位守责

一、职业道德

1.坚持患者至上，给予患者充分尊重。不因患者年龄、性别、婚姻状况、政治关系、种族、宗教信仰、国籍、出身、身体或精神状况、性取向或经济地位等原因拒绝收治或歧视患者。

2.耐心倾听患者陈述，建立相互尊重的合作式医患关系，以悲悯之心给予患者恰当的关怀与照顾。

3.重视与患者的沟通，以患者可以理解的语言或方式进行交流，并尽可能回答患者提出的问题。

4.保证患者的知情权，除信息公开可能对患者造成伤害而需要隐瞒信息的情况外，患者有权知道病历上与其相关的信息、健康状况及治疗情况。

5.尊重患者的隐私权，避免在公共场合讨论或评论涉及患者隐私或有身份识别的信息。将患者病历等相关资料应用于科研等领域，应提前征得患者同意。

6.追随医学进步，不断更新知识，通过自我提升，更好帮助患者。

7.在个人技术有局限性时，应与同事商讨或寻求帮助，以求得到合理诊疗方案。

二、岗位守责

1.认真执行医院的各项规章制度和技术操作常规，严防医疗差错事故的发生。

2.密切观察患者情况，注意征求患者的意见和建议。

3.认真学习、运用国内外的先进医学科学技术，积极开展新技术、新疗法，参加科研工作，及时总结经验。

第二节
灸法的分类及操作方法

一、艾条灸

艾条灸，又称艾卷灸，是指用艾条在穴位皮肤上熏烤或温熨的施灸方法。如在艾绒中加入辛温芳香药物制成药艾条施灸，称为药条灸。艾条灸分为悬起灸和实按灸两种。

1.悬起灸

悬起灸是将点燃的艾条悬于施灸部位之上的一种灸法。悬起灸又分为温和灸、回旋灸和雀啄灸。

（1）温和灸

【操作】将艾卷的一端点燃，对准应灸的腧穴部位或患处，距离皮肤2~3cm，进行熏烤，使患者局部有温热感而无灼痛为宜，一般每处灸10~15分钟，至皮肤红晕为度。

【适应证】适用于一切灸法的适应证。

（2）雀啄灸

【操作】将点燃的艾卷置于穴位或患处上方约3cm处，施灸时，艾卷点燃的一端与施灸部位的皮肤并不固定在一定的距离，而是像鸟雀啄食一样，将艾卷一上一下地移动。施灸时艾火不得接触皮肤，一般每处灸10~15分钟，以局部潮红为度。

【适应证】适用于晕厥、胎位不正、儿科疾病等。

（3）回旋灸

【操作】施灸时，艾卷点燃的一端与施灸皮肤保持在一定的距离，但位置不固定，而是均匀地向左右方向移动或反复旋转地进行灸治，一般每处灸10~15分钟，以局部潮红为度。

【适应证】适用于皮肤病、软组织损伤、风寒湿痹等。

2.实按灸

实按灸法多采用药物艾条，古代的雷火神针、太乙针等多为此法。由于用途不同，艾绒里掺入的药物处方各异，常用于治疗风寒湿痹、急性腹痛、机体瘫痪等。

（1）雷火神针（主要组成：艾绒100g，沉香、木香、乳香、茵陈、羌活、干姜各9g，研为细末，过筛后，加入麝香少许。一般纯艾条和药物艾条均有成品销售，无须制作）

【操作】施灸时，先在施灸腧穴或患处皮肤垫上布或纸数层，然后将雷火神针的一端点燃，趁热按到施术部位上，使热力透达深部。若熄灭，冷却，则重新点燃再灸，如此5~7壮，为保证作用的持续性可将两支药条一起点燃，交替施灸。

【适应证】适用于风寒湿痹、2型糖尿病、腹痛、泄泻等。

（2）太乙神针：艾绒100g，硫黄6g，麝香、乳香、没药、松香、桂枝、杜仲、枳壳、皂角、细辛、川芎、独活、穿山甲（现临床已禁用）、雄黄、白芷、全蝎各3g。上药研成细末，和匀。

【操作】同雷火神针。

【适应证】适用于月经病、痹痛、眩晕、消化系统疾病等。

二、艾炷灸

将艾炷放在穴位上施灸，称为艾炷灸。艾炷灸可分为直接灸和间接灸两种。

1.直接灸

直接灸是将艾炷直接放在皮肤上点燃施灸的方法。根据施灸后有无烧伤化脓，又分为化脓灸（瘢痕灸）和非化脓灸（非瘢痕灸）。

（1）化脓灸

化脓灸因其可使局部皮肤溃破、产生无菌性化脓，并留永久瘢痕，故又称烧灼灸、瘢痕灸。

【操作】施灸时先在所灸穴位处涂抹少量大蒜汁或凡士林（以方便黏附和增强刺激性作用），然后将黄豆大小的艾炷直接放在穴位上点燃，当艾炷即将燃到皮肤时，患者感觉疼痛，可用手在施灸部位周围轻轻拍打以减轻痛感，直至艾炷燃尽，用镊子去除灰烬，再次涂抹大蒜汁或凡士林灸下一壮，依法反复操作至灸满规定壮数。一般每处灸5~7壮，灸后局部组织烫伤形成黑痂，继而起水疱，一周后出现无菌性化脓，即灸疮，能否形成灸疮是取得疗效的关键。4~6周疮面结痂脱落，留下永久性瘢痕。

【适应证】提高机体免疫力，适用于慢性支气管疾病、慢性胃肠疾病、肺结核、哮喘、瘰疬等。

注：①灸后嘱患者注意休息，避免劳累，多食富含蛋白营养的食物，促使灸疮透发。②尽量避免灸疮局部与它物等接触，在灸疮化脓阶段，注意保持局部清洁，以防感染。可用玉红膏或创可贴保护灸疮，视情况更换，如遇感染及时就医。③由于此法疼痛剧烈、灸疮不便，目前临床较少选择此法，但对一些疑难病症此法仍是优选。因此在选用此法前可使用盐酸普鲁卡因1~2ml注射于局部皮下进行局部麻醉以减轻痛苦，1~5分钟后再行施灸。

（2）非化脓灸

【操作】施灸时先在所灸穴位处涂抹少量凡士林（以方便黏附和增强刺激性作用），然后将小艾炷放在穴位上引燃，当艾炷即将燃到皮肤时，患者感觉疼痛，立即用镊子将艾炷移除，更换下一壮，反复操作至灸满规定壮数。一般每处灸3~7壮，以局部皮肤出现轻度红晕为度。

【适应证】本法适应证广泛，一般灸法适应证均可使用，与化脓灸相比临床使用率高，且多选用麦粒大小艾炷，又称麦粒灸，操作简易方便，易被患者接受。

本法以达到温烫为主，使穴位局部皮肤发生红晕或轻微烫伤，灸后不化脓，不留瘢痕，近现代应用较多。

2.间接灸

间接灸也称隔物灸、间隔灸，是将艾炷与皮肤之间垫隔药物施灸的方法。根据所隔药物的作用不同，临床应用也有所不同。临床常见隔姜灸、隔盐灸、隔蒜灸、隔附子饼灸等。

（1）隔姜灸

【操作】切取1片0.3~0.4cm厚的生姜，在中心处用针穿刺数孔放在穴位上，将艾炷置于姜片上点燃施灸。每处灸5~7壮，以局部皮肤潮红、患者自觉温热适中为宜。施灸过程中注意防止烫伤，可上提姜片以降低灸处温度。

【适应证】适用于腹痛、胃脘冷痛、泄泻、风寒湿痹、面神经麻痹、痛经、阳痿等。

（2）隔盐灸

【操作】取干燥纯净的食盐适量，填平脐窝，将艾炷置于食盐上点燃施灸。一般每处灸5~7壮，以局部皮肤潮红、患者自觉温热适中为宜。施灸过程中注意防止食盐温度过高导致烫伤，需在患者感到灼痛时立即用镊子移去残炷更换下一壮。

【适应证】适用于急性腹痛、吐泻、痢疾、四肢厥冷及阳脱等。古代常用于强身健体。

（3）隔蒜灸

【操作】选鲜蒜（独头蒜为佳），切取约0.3~0.4cm厚的蒜片，中心处用针穿刺数孔，置于穴位或患处皮肤上，将艾炷置于蒜片上点燃施灸。当患者感到灼痛时，更换下一壮，每4~5壮可换一新蒜片。也可将大蒜捣烂如泥，敷于患处，上置艾炷点燃施灸。两种方法每穴宜灸足5~7壮，以灸处泛红为度，后者蒜泥应适量防止局部灸后起泡。

【适应证】适用于瘰疬、乳痈、疖肿、银屑病、神经性皮炎等。

（4）隔附子饼灸

【操作】将生附子细末（也可以生附子∶肉桂∶丁香3∶2∶1研末）用黄酒调和成饼，饼厚0.3~0.5cm，直径2~3cm，中心处用针穿刺数孔，将饼置于穴位或患处皮肤上，艾炷置于其上点燃施灸。当患者感到灼痛时更换下一壮，一般每处灸5~10壮。

【适应证】适用于各种阳虚证。如男性阳痿、早泄、不育症；女性宫寒不孕、痛经、闭经；外科疮疡久溃不敛等。

（5）隔面饼灸

【操作】将面粉和成饺子面软硬、厚1cm、直径约6cm，中央留孔（略大于脐窝大小）上端边缘处略高的面碗。将面碗置于脐孔上，调制好的药方粉填平面碗中间的孔，将底部直径同面碗留孔的艾炷置于其上点燃施灸，肚脐上方予烤灯照射，艾炷燃尽更换，一般灸3~5壮，每次施灸时间约60分钟。

【适应证】广泛适用于临床各种灸疗适应证，如痛经、腹痛、虚寒类疾病等。

三、温灸器灸

温灸器是施灸时将艾绒或艾条固定于一定位置的容器，使施灸的操作更为便捷。常用的有温灸盒、温灸筒、温灸架等，其适应证及操作时间根据临床需求而定。

温灸盒多为木质盒形，通常用独立盒盖来固定艾条，根据需求不同有单孔、多孔等不同类型。操作时将艾条插入灸盒中点燃，用自带松紧带固定盒身。

温灸筒为筒状的金属灸具，常用的有平面式和圆锥式两种。平面式底部面积较大，布有许多小孔，内套有小筒，用于放置艾绒施灸，适用于灸疗较大面积的皮肤。圆锥式底面瘦小，只有一个小孔，适用于点灸某一个穴位。

温灸架是固定艾条的架子，使用时将艾条插入灸疗架上点燃即可施灸。

四、温针灸

温针灸是将针刺与艾灸结合起来的方法。

【操作】在针刺得气后，将针留在适当的深度，在针柄上穿置一段长约1.5cm的艾条或艾炷点燃施灸。燃烧时需在施灸部位周围垫些许硬纸片，嘱患者不要移动体位，以防脱落的艾灰烫伤烧伤皮肤或衣物，待艾条或艾炷燃尽后，除去灰烬，将针取出，每次操作时间为15~20分钟。

【适应证】适用于既需要针刺留针，又需施灸的疾病。

五、天灸

天灸是指将一些具有刺激性的药物涂敷于穴位或患处，使局部充血、起疱，犹如灸疮，故名天灸，又称发疱灸。常用中药有白芥子、大蒜、斑蝥等。

1.白芥子灸

【操作】取白芥子适量研成细末，用水（或黄酒、醋）调糊，贴敷于穴位或患处，用胶布固定。贴敷1~3小时，以局部皮肤灼热疼痛为度。

【适应证】痰饮咳喘、胸满胀痛、反胃呕吐、关节痹痛、口眼歪斜等。

2.斑蝥灸

【操作】将芫菁科昆虫南方大斑蝥或黄黑小斑蝥的干燥全虫研末，用醋、甘油、乙醇等调和。使用时先取胶布一块，中间剪一小孔（如黄豆大），对准应灸部位粘贴，将斑蝥粉少许置于孔中，上面再贴一层胶布固定，以局部皮肤为度。

【**适应证**】可治疗癣痒、疟疾、胃痛等。应慎用，外用面积过大也能引起呕吐、头痛等中毒症状，孕妇禁用。

3. 蒜泥灸

【**操作**】选紫皮生蒜捣成泥，取3~5g贴敷于穴位或患处，以胶布固定。贴敷1~3小时，以局部皮肤灼热疼痛为度。

【**适应证**】如敷涌泉治疗鼻衄、咯血，敷合谷治疗乳蛾，敷鱼际治疗喉痹等。

4. 吴茱萸灸

【**操作**】生吴茱萸研末，用醋调糊，贴敷于穴位或患处，以胶布固定。

【**适应证**】涂足心涌泉治疗鼻衄，还可治疗高血压、小儿水肿等。

5. 甘遂灸

【**操作**】将甘遂研成细末，用水调糊，贴敷于穴位或患处，以胶布固定。

【**适应证**】疟疾、哮喘、尿潴留等。

6. 葱白灸

【**操作**】将葱白捣如膏状，敷于穴位或患处，以胶布固定。

【**适应证**】流行性感冒、小儿营养不良、急性乳腺炎等。

7. 半夏灸

【**操作**】取生半夏、葱白各等份，共捣如膏状，贴于穴位或患处，也可用药膏搓成栓状，塞于一侧鼻孔，每次30分钟，每日2次。

【**适应证**】急性乳腺炎、鼻塞等。

8. 马钱子灸

【**操作**】将马钱子研成细末，贴敷于穴位或患处，以胶布固定。

【**适应证**】面神经麻痹。

9. 天南星灸

【**操作**】将天南星适量，研为细末，用生姜汁调和成糊状，贴敷于穴位或患处，以活血止痛膏固定。贴敷1~3小时，以局部皮肤灼热疼痛为度。

【**适应证**】如敷颊车、颧髎治疗面神经麻痹等。

10. 毛茛灸

【**操作**】新鲜毛茛茎叶捣烂，敷贴有关穴位使之起疱，敷贴时间为1~2小时，以局部起疱为度。

【适应证】适用于疟疾、黄疸、牙痛、偏头痛、风寒湿痹、胃痛、哮喘、疥癣等。

六、非艾条灸

1.灯火灸

灯火灸是用灯心草蘸油点燃后快速按在穴位上进行焠烫的方法，又称灯草灸、油捻灸。

【操作】选穴后标记，取灯心草一根约10cm，一端浸入植物油中（香油、麻油、苏子油均可）3cm，用棉纸吸去浮油，右手拇、示指捏住前1/3处，用明火点燃，火焰不宜过大，将火焰靠近穴位处静置片刻，立即垂直接触穴位，一触即离，并听到清脆的"叭"的焠爆声，火焰也随之熄灭。一般每穴焠灸2~4次。灸后局部保持清洁，防止感染。

【适应证】常用于小儿惊厥、消化不良、腮腺炎、胃痛、疟疾、腹痛、肠炎等。

2.壮医药线灸

壮医药线是使用广西壮族自治区出产的苎麻卷制成线，浸泡在名贵药物溶液中加工制成一般线长30cm，根据直径不同分为三种型号，1号（直径1cm）、2号（直径0.7cm）、3号（直径0.25cm）。

【操作】以拇、示指持线的一端，露出0.5~1cm长的线头，将露出的线头在酒精灯上点燃，吹灭火焰，线头留有星火，将星火对准穴位或患处点灸，同时拇指把星火压在穴位上，火灭即起。一般每个穴位灸1下，每次可点灸若干个穴位呈莲花形、梅花形。

【适应证】适应范围广泛，如风寒湿痹、漏肩风、中风、高血压、面瘫、乳腺增生、脑炎后遗症等。

3.硫黄灸

【操作】取疮口大小硫黄一块，放在疮面上点燃施灸3~5次，以脓水干为度。

【适应证】治疗顽固性疮疡、疥癣、阴疽肿毒等，有解毒杀虫、燥湿止痒和补火助阳的功效。

4.黄蜡灸

黄蜡是由蜜蜂科昆虫分泌的蜡质精制而成，性味甘、淡、平。具有收涩，生肌，止痛，解毒的功效。黄蜡灸是将黄蜡烤热溶化用以施灸的方法，最早载于《肘后备急方》。若疮疡肿毒较深，可随灸随添黄蜡，以添到围圈满为度。灸完洒冷水少许于蜡上，冷却后揭去围布、面团及黄蜡。

【操作】取面粉适量，用水调和制成条状，沿着疮疡之肿根围成一圈，高出皮肤3cm左右，圈外围布数层，以防火烘肤，圈内放入上等蜡片约1cm厚，随后用铜勺盛炭火在黄蜡之上烘烤，使之熔化，皮肤有热痛感时即移去铜勺。疮疡浅者，皮上觉热痛难忍时即移去炭火停灸；疮疡深者，不觉热痛即再入蜡片，如此反复，至蜡液填满面圈，仍用炭火使蜡液沸动，于痛不可忍时移去炭火，冷水浇蜡，待凝结后与面圈、围布一起揭去。

【适应证】用于灸治各种疮疡，疮浅者1~3次便消，疮深者3~4次可脓去肿消而愈。

5.桃枝灸

本法首载于《本草纲目》："神针火者，五月五日取东引桃枝，削为木针，如鸡子大，长五六寸，干之，用时以绵纸三五层衬于患处，将针蘸麻油点着，吹灭，趁热针之。"适用于心腹冷痛，风寒湿痹，附骨阴疽等，现已较少使用。

6.桑枝灸（桑柴火灸）

见于《医宗金鉴》："用新桑树根劈成条或桑木枝长九寸劈如指粗一头燃着吹灭用火向患处烘片时火尽再换每次烘三四枝每日烘二三次。"用以治疗顽固性疮疡。

7.草纸灸

见于《医宗金鉴》："根大顶小者，用铜钱一文套疣子上，以草纸穰代艾连灸三壮，其患枯落，疣形若大，用草纸蘸湿，套在疣上灸之。"用以治疗枯筋箭。

8.阳燧锭灸

阳燧锭灸属于药锭灸，是用药品和硫黄熔化制成药锭以施灸的方法。药品组成有硫黄、蟾酥、白砒等。

【操作】在施灸处涂抹凡士林，取0.5~1粒阳燧锭（瓜子状），点燃一端使稍熔化粘着于纸片上，然后粘纸的药锭置于施灸处，点燃施灸。燃至将尽时用火柴盒或瓶盖将灸火压灭。每穴可灸1~3壮，如药锭较大或壮数较多时，次日起水泡，可用针挑破，涂龙胆紫后继续施灸。

【适应证】瘰疬、毒虫咬伤、疮疡初起等。

9.艾合定痛散灸

艾合定痛散灸首见于《医宗金鉴》，是将特定的药粉与艾绒糅合成球状置于穴位上点燃施灸的一种方法。定痛散组方为当归、川芎、白芍、官桂各一钱，山柰三钱，麝香三分，红花五钱，紫丁香根五钱，升麻一钱，防风一钱。以此散灸之治疗山角骨（头顶两旁棱骨）肉破流血不止。

10.雌雄霹雳火灸

雌雄霹雳火灸首载于《外科正宗》，与艾合定痛散灸相似，唯组方不同，用于治疗脱疽及发背初起。清代《医宗金鉴》中有记载："雌黄雄黄丁香（各二钱）麝香（一分）上为细末，用蕲艾茸二钱，将药末搓入艾内，作豌豆大，丸安患上灸之，毋论痒痛，以肉焦为度。"用以治疗脱疽。

七、铺灸

铺灸是在继承传统隔姜灸法、隔蒜灸法的基础上发展而来，是一种新型间接灸法。其艾炷大、火力足、灸治时间较长，在灸温、灸量上都有所增强，而且施术面广，施灸部位可涉及多个腧穴，功效非一般灸法所及。因铺灸常选在背腰部督脉施灸，如长蛇状，故也称为"督灸""长蛇灸"。

1.督灸

（1）准备材料

①治疗药物：（督灸粉）4g，主要含有斑蝥、丁香、麝香、肉桂等，各处组方不同，可因病情而定。

②制作姜泥：将事先准备好的新鲜生姜1500g，洗去泥土等杂质，切成薄片，并用食品加工机将其打碎成泥状，用纱布过滤，挤出多余姜汁待用。

③制作艾炷：将艾绒搓成若干个（60个左右）梭形艾炷，艾炷规格约为1.5cm×4.0cm（直径与长度），重约3g。

④其他：桑皮纸（宽10cm、长60cm）一张、75%乙醇棉球、95%乙醇棉球、干棉球、消毒棉棒、纱布、干毛巾、打火机、碘伏、压舌板、一次性注射针、硬纸片、医用胶带等。

（2）施灸

①要求：治疗前10分钟内排空小便一次，忌过饱，术前少饮水。

②体位：嘱患者俯卧于治疗床上，以个人舒适及医者便于操作为原则，充分暴露风府至尾骨端的督脉段。

③定位：取大椎至腰俞的督脉段施灸，医者需先用拇指指甲沿患者脊背段棘突按压出"十"字压痕若干。

④消毒：用75%乙醇棉球自大椎起，下至尾椎的脊柱段，做常规消毒3遍。

⑤涂姜汁：用干棉球蘸取适量新鲜姜汁，沿患者脊背上的"十"字压痕进行均匀涂擦。

⑥撒督灸粉：沿患者脊背上的"十"字压痕均匀涂撒督灸粉，呈线条状。

⑦敷桑皮纸：将桑皮纸敷盖在督灸粉上面。

⑧铺介质：将挤好的姜泥均匀铺在桑皮纸中央，用压舌板压实，要求底宽5cm、高2.5cm、长以大椎穴至腰俞穴为度，状如方形，并于姜墙中间压一条浅沟，并将头端用胶带固定。

⑨放置艾炷：在姜墙的浅沟上面放置搓好的梭形艾炷，首尾紧密相接，状如长蛇。

⑩点燃艾炷：点燃艾炷的上、中、下三处，烧透后压平灰烬，换第二炷，点燃上、中、下及四分之一处，燃毕换第三炷，点法同第一炷，任其自燃自灭。

⑪移去介质：灸完3壮之后取下姜泥及桑皮纸，用温水冲去督灸粉，并用干毛巾擦去脊柱两侧的艾灰。施灸完毕后，嘱患者穿着棉质宽松衣物，若后背出现不适，禁止抓挠，睡时尽量采取俯卧位或侧卧位，禁止采用仰卧位。

根据药物作用及病情不同可每隔一周或一个月治疗一次，每次灸1~2小时，一般不超过2小时。

（3）放水泡

若病情需要发泡则将上述生姜更换为大蒜，督灸治疗后4~6小时，施灸部位（沿脊柱）自然起水泡，状如长蛇或成串珠状，次日需将水泡内液体放出，即为放水泡。放水泡宜在患者饭后进行，患者通常采取俯伏坐位，身体稍前倾，医者用消毒棉棒，沾取适量碘伏（因乙醇刺激太大，故此时不能用之消毒）自上而下在水泡表面及其两侧皮肤处做常规消毒3遍，消毒完毕后，待其干燥，用一次性注射针头沿水泡下缘平行刺入，令泡液在自身重力作用下自然流出，再以消毒棉棒自上而下做轻轻滚动按压，勿使液体残留。放完之后，再用碘伏做常规消毒，任其自然结痂，切不可随意抓挠及涂抹药物。

（4）注意事项

①铺灸前患者应洗澡或局部清洗。

②铺灸后不要长驻低温环境，防止腠理闭塞，影响疗效。

③铺灸后禁食生冷、荤腥等刺激性食物。

④个别对药物过敏、灸后不久即感烧灼、疼痛难忍者，可提前去掉。

⑤如起疱可按灸疮处理，注意局部清洁，及时对症处理。

【适应证】用于治疗风、寒、湿邪侵袭，或阳虚寒凝所致的疾病，如颈椎病、腰痛、痹证、风湿性关节炎、强直性脊柱炎、经行身痛、产后身痛等。对局部气滞血瘀者，也可于局部施灸而温经通络、活血止痛。

2.大灸

大灸疗法，亦称大灸法，是一种以咸萝卜片辅以蒜泥为介质进行大面积艾灸的铺灸疗法，其操作与督灸相似，施灸部位有所不同，包含了所有脏腑的背俞穴及大部分募穴，热力强，渗透力好，施灸后配合放血，与针刺泻法以消补兼施。临床上可适用于久病体虚，虚寒痼疾，中阳不振，胃肠虚弱，肾元不充等一切虚弱病症。

（1）准备材料

①制作蒜泥：大蒜1000g，用粉碎机打成蒜泥备用。

②制作咸萝卜片：将3000g咸萝卜切成5mm厚，长宽各25mm的方块若干。

③制作萝卜蒜片：将蒜泥平铺于切好的萝卜片上，并在中间按一凹陷（暴露咸萝卜片，方便放置艾炷），使蒜泥以圆圈的形式着于咸萝卜片上。

④制作艾炷：将艾绒搓成食指大小的三棱柱形艾炷若干（500个左右）。

⑤其他：草纸一条（长60cm、宽3cm）、75%乙醇棉球、95%乙醇棉球、干棉球、干毛巾、镊子、打火机、三棱针或采血针、0.3mm×40mm毫针、医用胶带等。

（2）灸背面

①要求：治疗前10分钟排空小便1次，忌过饱，术前少饮水。

②体位：令患者裸背俯卧于治疗床上；将草纸平铺于大椎穴至长强穴的脊柱段，并用医用胶带将草纸两端固定（不灸脊柱）。

③将制作完备的咸萝卜蒜片先放在左右大杼处，左右各1个，再沿草纸方向依次排至秩边。咸萝卜蒜片排满为止，并无定数。

④在第1行咸萝卜蒜片的外侧，紧挨着排第2行，起点在大杼、风门2穴之间（即第1排第1、2块咸萝卜蒜片之间的外侧），依次往下排至秩边外上部（仅需比第1行少1块，数亦不定，排满为止）。

⑤将艾炷放于萝卜蒜片的凹中，逐个排好，依次点燃。

⑥不待艾火熄灭，随时接上艾炷，每个灸点灸5壮。

⑦灸完后，移去草纸和咸萝卜蒜片，用干毛巾将散落的艾灰擦净。

（3）灸腹面

①嘱患者休息片刻，采用仰卧位，平躺于治疗床上，充分暴露胸腹部的施灸位置。

②先于膻中穴处放置1片咸萝卜蒜片，并以此为中心，紧靠此点上下左右安放其他8片，最终可形成以膻中为中心，9片咸萝卜蒜片组成的大方形。

③在鸠尾、神阙各放1块不着蒜的咸萝卜片（此2穴不予施灸），两穴之间需连续放置6片咸萝卜蒜片。

④自神阙至曲骨之间的任脉段需紧排5片，若女性患者，石门不予施灸，仅放置一片咸萝卜。

⑤以巨阙与下脘之间为起点，沿任脉方向向下排1行，每行放置7片。

⑥沿第2行两侧，与下脘相平的位置，按次序左右再各排1行，每行放置6片。

⑦开始施灸，方法与灸背部相同。

（4）放血与针刺

灸完后，嘱患者休息片刻。首先进行放血，患者取坐位或仰卧位，用三棱针或采血针于十宣处放血。

①取穴：仰掌，在十指尖端，距指甲游离缘0.1寸，双手共10个穴位。

②消毒：用75%乙醇棉球在穴位上做常规消毒。

③点刺：用三棱针或采血针迅速刺入穴位出血。

④挤血：迅速挤压针孔，挤出血液3~5滴。其余穴位操作如上。

放血完毕后，进行针刺三阴交，患者取仰卧位，充分暴露穴位。

①取穴：在小腿内侧，内踝尖上3寸，胫骨内侧缘后方。

②消毒：用75%乙醇棉球在穴位上做常规消毒。

③针刺：用1.5寸毫针直刺入穴位。

④行针：用泻法，大幅度，高频率提插捻转。

⑤出针：行完针后，不留针，将毫针缓缓取出，不按压针孔。对侧三阴交操作同上。放血加泻三阴交可泻大热之气，以防热蕴体内，发为大患。

治疗时间：每30天（或4周）治疗1次。

八、电灸

凡用电热施灸的方法，皆称为电灸法。操作时，先接通电源，达到一定的温度后，即可在施灸部位熨灸。使用时应掌握适当的温度和时间，一般可灸10~15分钟。常用仪器如电灸美容仪、温热电灸仪等，多用于治疗虚寒、寒湿痹阻等。

第三节
艾烟的认识

艾灸疗法是中医学的主流疗法之一，在防治慢性病和养生保健等方面具有显著优势。艾灸过程中产生一定的烟雾，艾烟的治疗作用被历代文献所记载。然而，随着西医学的高速发展和国际社会对环境健康的愈加重视，人们对治疗疾病的方法提出了更高的期望，要求在先保证安全性的基础上，追求良好的疗效。本节分别从艾烟有效性和安全性两个角度来认识艾灸疗法中艾烟因素对身体的影响。

一、艾烟的治疗作用

在古代，艾灸被广泛应用于疫病的防治，主要包括使用艾烟进行空气消毒防疫，在此基础上，艾灸穴位用于未病先防，辨证施灸以治其已感。《备急千金要方·卷二十》载："凡入吴蜀地游宦，体上常须三两处灸之，勿令疮暂瘥，瘴疬温疟毒气不能著人也。"这是艾灸在疫病防治中的经典应用记载。除此之外，也不乏对艾烟防疫治病的记载。《庄子》载："越人熏之以艾。"葛洪《肘后备急方》载："断瘟病令不相染，密以艾灸病人床四角，各一壮，佳也。"艾烟防治瘟病传染的方法，在《太平圣惠方》《普济方》中均有记载。

艾烟熏吸还可用于其他疾病的治疗，例如孙思邈《备急千金要方》艾烟治疗咳嗽的方法："以熟艾薄布纸上，广四寸，后以硫黄末薄布艾上，务令调匀，以荻一枚，如纸长卷之，作十枚。先以火烧缠下去荻，烟从孔出，口吸烟咽之，取吐止……又方，烂青布，广四寸，布上布艾，艾上布青矾石末，矾上布少熏黄末，又布少盐，又布少豉末，急卷之，烧令着纳燥罐中，以纸蒙头更作一小孔，口吸取烟，细细咽之，以吐为度。"宋代《圣济总录》中有点眼艾熏散方，治疗目生胬肉。李时珍《本草纲目》："五月五日鸡未鸣时，采艾似人形者揽而取之，收以灸病甚验，是日采艾为人，悬于户上，可禳毒气……治头风久痛，蕲艾揉为丸，时时嗅之，以黄水出为度……治臁疮口冷，熟艾烧烟熏之……治风虫牙痛，化蜡少许，摊纸上，铺艾，以箸卷成简，烧烟，随左右熏鼻，吸烟令满口，呵气，即疼止肿消。"《神农本草经疏》中也有用艾烟熏治疮口不愈的记载："臁疮年久，口冷不合者，用艾烟熏之。"

近代著名针灸学家承淡安先生指出："艾灸的特殊作用，不仅在于热，更在于其特具的芳香气味，这种芳香的药物能够行气散气。艾灸后觉有快感，即是因为艾的芳香气味渗入皮下，在热和芳香的双重作用下，神经兴奋，机体活力增加，终而病苦解除。"

现代大量科学研究发现，艾烟具有广泛的生物效应，主要包括抗氧化、抗衰老、广谱杀菌、抗病毒、免疫调节、止咳、祛痰、平喘、抗过敏、强心、抗肿瘤等作用，能够清除自由基、调节T细胞、提高身体免疫力，具有一定的临床应用价值。艾烟既可用于医疗、家庭等环境的空气消毒、治疗感染性疾病和皮肤病，也能对抗呼吸系统、心血管系统、消化系统以及风湿免疫系统类疾病。

二、艾烟的安全性

艾烟的安全性问题始终是人们在艾灸过程中最关注的焦点问题。一提到"烟"人们会想到"香烟""雾霾"等相关物质。艾烟是否同香烟的烟雾或雾霾一样具有潜在毒性？香烟烟雾中含有焦油、尼古丁和一氧化碳等有害成分，艾烟包括烷烃、芳香烃、烯烃、醛、醇、酮、酯类等物质。吸烟在给吸烟者自身带来健康危害的同时，所形成的烟雾环境（二手烟）也会对被动吸烟者造成健康危害。雾霾主要来源于汽车尾气、工业废气等的排放，所以艾烟无论在化学成分还是污染来源上都与"香烟""雾霾"不同，导致它们对健康的影响也不尽相同。研究显示，艾灸诊室空气污染物PM2.5、苯系物、甲醛浓度显著升高，诊室暴露人群偶尔出现咽痒、喉痛等不适反应，提示艾烟可能对人体健康有一定影响。

那艾烟到底有没有危害呢？对于任何一种药物而言，只有当浓度达到一定的阈值时，才会产生相应的治疗作用，这就是所谓的药物最低有效浓度。而当药物浓度超过一定的阈值时，就有可能会对人体产生毒害作用，这个阈值就是最低中毒剂量。事实上，对于药物的药效和毒性，离开剂量去泛泛而谈是毫无意义的，艾烟和其他化学物质也是如此。艾烟中含有大量的PM2.5，世界卫生组织（WHO）等在评价空气质量时均选择PM2.5作为大气污染物的监测指标，所以艾灸诊室PM2.5空气质量浓度也可以作为艾烟暴露安全性的重要参考指标之一。

　　根据目前的研究成果，低浓度的艾烟暴露对人体健康的影响是有限的，应在艾灸过程中保持诊室开窗通风或者安装空气净化器等通风设备以保证空气流通，降低室内艾烟空气质量浓度，使诊室艾烟浓度控制在国际污染物空气质量标准限值以下。

第四节
艾灸的常用经络

艾灸疗法是针灸学的重要组成部分，是以经络学说为指导，探讨运用艾灸防治疾病规律的一种治疗方法。经络是经脉和络脉的总称，是人体内运行气血、联络脏腑、沟通内外、贯穿上下的通路。经络系统由经脉和络脉组成，其中经脉包括十二经脉、奇经八脉以及附属于十二经脉的十二经别、十二经筋、十二皮部；络脉包括十五络脉和浮络、孙络等。十二经脉是经络系统的主体，是手三阴经（肺、心包、心）、手三阳经（大肠、三焦、小肠）、足三阳经（胃、胆、膀胱）、足三阴经（脾、肝、肾）的总称。

在临床诊断与治疗方面，经络有一定的循行部位和脏腑属络，可以反映经络本身及所属脏腑的病证。所以在临床上，根据疾病所出现的症状，结合经脉循行的部位及所联系的脏腑，可以指导分经辨证。如头痛一症，痛在前额部多与阳明经有关，痛在侧头部多与少阳经有关，痛在后头部多与太阳经有关，痛在巅顶部多与厥阴经有关。另外，临床上还可以根据所出现的证候进行经络辨证，如咳嗽、鼻流清涕、胸痛、上肢内侧前缘痛等，与手太阴肺经有关。

在明确诊断的基础上，除选用局部的腧穴外，通常以循经取穴为主，即某一经络或脏腑异常，选用该经或脏腑的所属经络或相应经脉的远部腧穴来治疗。例如上病下取、下病上取、中病旁取、左右交叉取以及前后对取等等。如胃痛近取中脘，循经远取足三里、梁丘；胁痛循经选取阳陵泉、太冲；前额阳明头痛，循经选取上肢的合谷和下肢的内庭等。《四总穴歌》说："肚腹三里留，腰背委中求，头项寻列缺，面口合谷收。"就是根据经络循行治疗疾病的常用临床思路。

一、经络病症

艾灸疗法可广泛运用于各个经络，根据患者症状进行辨证论治及经络辨证，进而选择相应的经络腧穴进行施灸。下面通过熟悉各个经络的主要病症以进一步指导临床诊疗。

手太阴肺经：咳嗽，气喘，少气不足以息，咯血，伤风，胸部胀满，咽喉肿痛，缺盆部和手臂内侧前缘痛，肩背部寒冷、疼痛等。

手阳明大肠经：腹痛，肠鸣，泄泻，便秘，痢疾，咽喉肿痛，齿病，鼻流清涕或出血，循行部位疼痛，热肿或寒冷等。

足阳明胃经：肠鸣，腹胀，水肿，胃痛，呕吐或消谷善饥，口渴，咽喉肿痛，鼻衄，热病，发狂，胸及膝髌等循行部位疼痛等。

足太阴脾经：胃脘痛，食则呕，嗳气，腹胀，便溏，黄疸，身重无力，舌根强痛，下肢内侧肿胀，厥冷等。

手少阴心经：心痛，咽干，口渴，目黄，胁痛，上臂内侧痛，手心发热等。

手太阳小肠经：少腹痛，腰脊痛引睾丸，耳聋，目黄，颊肿，咽喉肿痛，肩臂外侧后缘痛等。

足太阳膀胱经：小便不通，遗尿，癫狂，目痛，鼻塞多涕等，头痛以及项、背、腰、臀部及下肢后侧循行部位疼痛。

足少阴肾经：咯血，气喘，舌干，咽喉肿痛，水肿，大便秘结，泄泻，腰痛，脊股内后侧痛，痿弱无力，足心热等。

手厥阴心包经：心痛，胸闷，心悸，心烦，癫狂，腋肿，肘臂挛急，掌心发热等。

手少阳三焦经：腹胀，水肿，遗尿，小便不利，耳聋，耳鸣，咽喉肿痛，目赤肿痛，颊肿，耳后、肩臂肘部外侧疼痛等。

足少阳胆经：口苦，目眩，疟疾，头痛，颔痛，目外眦痛，锁骨上窝肿痛，腋下肿，胸、胁、股及下肢外侧痛，足外侧痛，足外侧发热等。

足厥阴肝经：腰痛，胸满，呃逆，遗尿，小便不利，疝气，少腹肿等。

督脉：五脏六腑相关病症，神志病，热病，头面五官病，循行部位的其他病症，如头项、脊背、腰骶疼痛，下肢痿痹等。

任脉：五脏六腑相关病症，妇科病，前阴病，颈及面口病，神志病，虚证。

冲脉：月经失调、不孕等妇科病及腹痛里急，气逆上冲等。

带脉：月经不调、赤白带下等妇科经带病，腹满，腹腰拘急疼痛，痿证等。

阴维脉：心痛，胃痛，胸腹痛，郁证，胁满等。

阳维脉：恶寒发热等外感病，头痛，目眩，腰痛等。

阴跷脉：多寐及肢体筋脉出现阳缓阴急的病证。

阳跷脉：目痛，不寐及肢体筋脉出现阴缓阳急的病证。

二、艾灸保健常用经络

艾灸疗法还广泛运用于临床保健，其适应范围以寒证、虚证为主，对慢性病及阳气虚寒者尤为适宜，具有温经通络、祛风解表、温中散寒、温肾健脾、回阳固托、益气升阳、消瘀散结、防病保健等作用。因此，临床上常选取以下经脉，对机体局部乃至全身起到温经补阳的作用。

1. 督脉

督脉，总督诸阳，可调节全身阳经脉气，为"阳脉之海"。督脉在人体的循行路线决定了其总督诸阳的功能。督脉的主干经背部正中，入属于脑，将脑、脊髓和机体的生命活动密切联系在一起。"头为诸阳之会""背为阳"，阳气所在之处当为一身之重要部位。督脉维系人身之阳气，《素问·刺禁论》载有"七节之旁，中有小心"，临床艾灸治疗与保健的经典穴位——命门与督脉发挥助阳功能关系最为密切，临床常艾灸命门以振奋阳气、疏通经脉，从而达到温阳、扶正、祛邪的目的。

2. 足太阳膀胱经

足太阳膀胱经与足少阴肾经相表里，而督脉与冲任二脉起于胞中，出于会阴，与肾经膀胱经会合，足太阳膀胱经与督脉协同对人体背部阳气的布散乃至全身阳气的调控有重要作用。背俞穴是脏腑经络之气输注于背腰部的腧穴，位于背腰部足太阳膀胱经的第一侧线上，可治疗相应脏腑的病变。

3. 任脉

任脉与手足三阴经相联系，为阴脉之海，对全身的阴经脉气有统率、总揽的作用。无论古代医家还是现代医家均广泛采用艾灸作用于人体任脉经穴以防治疾病。《本草备要》等诸多著作多认为艾"苦辛……纯阳之性，能回垂绝之元阳，通十二经，走三阴，理气血，逐寒湿"；《神灸经纶》所言："夫灸取于火，以火性热而至速，体柔而用刚，能消阴翳，走而不守，善入脏腑，取艾之辛香作炷，能通十二经，入三阴，理气血，以治百病，效如反掌。"中脘、气海、关元均是艾灸保健要穴，临床常用于治疗消化系统以及泌尿系统疾病。

4. 手足阳明经

阳明为三阳之里，内蓄阳气，内行下达，生化万物为气化之源。《内经》

提出"治痿独取阳明"的治疗原则。《素问·痿论》："阴阳总宗筋之会，会于气街，而阳明为之长。"阴经、阳经总筋，合于阳明，故阳明为之长。所以，阳明经与阳气密切相关。临床上治疗痿证常艾灸阳明经合谷、曲池、肩髃、足三里等穴位以振奋阳气，补益脾胃，濡润众筋。

第五节
艾灸的常用腧穴

一、手太阴肺经

（一）尺泽

【定位】微屈肘，在肘横纹中，肱二头肌腱桡侧凹陷处。（图2-5-1）

【穴性】合穴。

【功能】调理肺气，滋阴润肺，降逆止呕。

【主治】咳嗽，气喘，胸闷，心痛，咯血，潮热舌干，咽喉肿痛，呕吐，小儿惊风，肘臂挛急。

【操作】艾炷灸：每次5~10壮；艾条灸：每次15~30分钟。每日1次。

（二）孔最

【定位】前臂掌面桡侧，当尺泽与太渊的连线上，太渊上7寸，当桡骨的尺侧边。（图2-5-1）

【穴性】郄穴。

【功能】肃降肺气，凉血止血，清咽利喉。

【主治】咳嗽，气喘，咯血，失音，咽喉肿痛，痔疮，头痛，肘臂挛痛。

【操作】艾炷灸：每次5~10壮；艾条灸：每次15~30分钟。每日1次。

（三）列缺

【定位】在前臂桡侧缘，桡骨茎突上方，腕横纹上1.5寸，当肱桡肌与拇长展肌腱之间。（图2-5-1）

【穴性】络穴；八脉交会穴之一，通任脉。

【功能】解表散邪，宣肺理气，通利咽喉。

【主治】咳嗽，气喘，咽喉痛，掌中热，上肢不遂，口眼歪斜，项强，偏

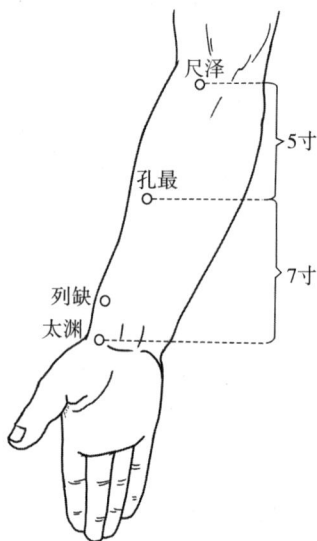

图 2-5-1　手太阴肺经常用腧穴

正头痛，小便热，阴茎痛，惊痫。

【操作】艾炷灸：每次 5~10 壮；艾条灸：每次 15~30 分钟。每日 1 次。

（四）太渊

【定位】在腕掌侧远端横纹桡侧，桡动脉桡侧凹陷处。（图 2-5-1）

【穴性】输穴，原穴；八会穴之一：脉会。

【功能】补益肺气，止咳化痰。

【主治】咳嗽，气喘，咯血，胸闷，掌心热，缺盆中痛，喉痹，乳房刺痛，手腕痛。

【操作】艾炷灸：每次 5~10 壮；艾条灸：每次 15~30 分钟。每日 1 次。

二、手阳明大肠经

（一）合谷

【定位】手背第 1、2 掌骨之间，在第 2 掌骨桡侧中点处。（图 2-5-2）

【穴性】原穴。

【功能】清热解表，理气止痛，聪耳明目，镇静安神，开窍苏厥。

【主治】头痛，眩晕，目赤肿痛，鼻渊，鼻衄，牙痛，耳聋，面肿，咽喉肿痛，失音，牙关紧闭，口眼歪斜，痄腮，发热恶寒，无汗多汗，咳嗽，经闭，滞产，胃痛，腹痛，便秘，痢疾，瘾疹，疟疾，小儿惊风，昏厥，半身不遂，指挛臂痛。

【操作】艾炷灸：每次 5~10 壮；艾条灸：每次 15~30 分钟。每日 1 次。

（二）曲池

【定位】屈肘，在肘横纹外侧端凹陷处，尺泽与肱骨外上髁连线之中点。（图 2-5-3）

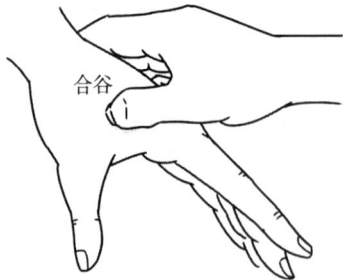

图 2-5-2　合谷

【穴性】合穴。

【功能】疏通经络，散风止痒，清热消肿。

【主治】热病，咽喉肿痛，牙痛，目赤肿痛，瘰疬，疥疮，瘾疹，丹毒，腹痛，吐泻，痢疾，疟疾，癫狂，善惊，手臂拘挛麻木，上肢不遂。

【操作】艾炷灸：每次5~10壮；艾条灸：每次15~30分钟。每日1次。

（三）肩髃

【定位】肩部三角肌上，当肩峰与肱骨大结节之间取穴。上臂外展或向前平伸时，肩部出现两个凹陷，前方凹陷处为肩髃。（图2-5-3）

【功能】疏经通络，散风清热。

【主治】风热瘾疹，瘰疬诸瘿，肩臂疼痛，手臂挛急，上肢不遂。

【操作】艾炷灸：每次5~10壮；艾条灸：每次15~30分钟。每日1次。

（四）迎香

【定位】鼻翼外缘中点旁，鼻唇沟中。（图2-5-4）

【功能】散风清热，通利鼻窍。

【主治】鼻塞，鼻衄，鼻渊，鼻息肉，口眼歪斜，面痒，面浮肿。

【操作】艾条灸：每次15~30分钟。每日1次。

三、足阳明胃经

（一）地仓

【定位】目正视，瞳孔直下与口角水平线的交界处，距口角旁约0.4寸。（图2-5-5）

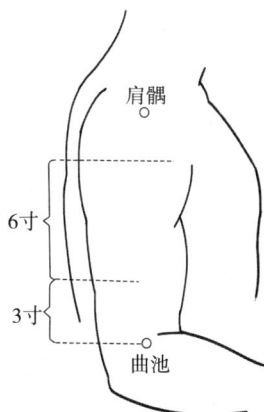

图2-5-3 曲池、肩髃

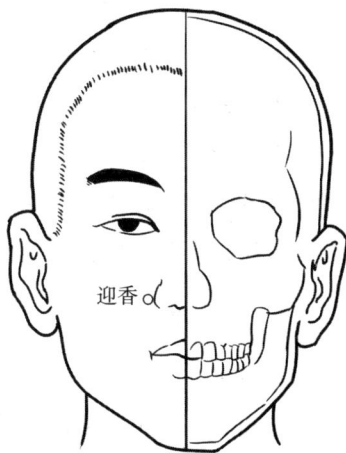

图2-5-4 迎香

【功能】舒筋活络，散风止痛。

【主治】唇缓不收，眼睑眴动，口角歪斜，齿痛，颊肿，流涎。

【操作】艾炷灸：每次5~10壮；艾条灸：每次15~30分钟。每日1次。

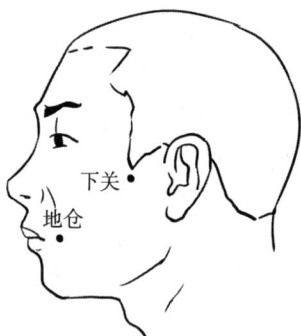

（二）下关

【定位】面部耳前方，当颧弓与下颌切迹所形成的凹陷处，闭口取穴。（图2-5-5）

【功能】聪耳通络，消肿止痛。

【主治】牙痛，面痛，耳聋，耳鸣，聤耳，牙关开合不利，口眼歪斜，颧肿。

【操作】艾炷灸：每次5~10壮；艾条灸：每次15~30分钟。每日1次。

图2-5-5 地仓、下关

（三）天枢

【定位】腹中部，脐中旁开2寸。

【穴性】大肠之募穴。

【功能】疏通中焦，升清降浊，调经止痛。

【主治】绕脐腹痛，呕吐，腹胀，肠鸣，癥瘕，痢疾，泄泻，便秘，肠痈，痛经，月经不调，狂言恍惚，疝气，水肿。

【操作】艾炷灸：每次5~10壮；艾条灸：每次15~30分钟。每日1次。

（四）水道

【定位】下腹部，脐中下3寸，前正中线（关元）旁开2寸。

【功能】通调水道，调经通络。

【主治】小腹胀痛，疝气，痛经，不孕，大小便不通。

【操作】艾炷灸：每次5~10壮；艾条灸：每次15~30分钟。每日1次。

（五）归来

【定位】下腹部，脐中下4寸，前正中线（中极）旁开2寸。

【功能】疏肝理气，通经止痛。

【主治】腰脚如冷水，腰膝无力，寒疝，腹胀痛。

【操作】艾炷灸：每次5~10壮；艾条灸：每次15~30分钟。每日1次。

（六）伏兔

【定位】大腿前面，髂前上棘与髌底外侧端的连线上，髌底上6寸。（图2-5-6）

【功能】疏通经络，散寒化湿。

【主治】腰胯疼痛，腿膝寒冷，痿证，脚气，疝气，腹胀。

【操作】艾炷灸：每次5~10壮；艾条灸：每次15~30分钟。每日1次。

（七）梁丘

【定位】大腿前面，髂前上棘与髌底外侧端的连线上，髌底上2寸。（图2-5-6）

【穴性】郄穴。

【功能】和胃消肿，宁神定痛。

【主治】胃痛，膝肿，乳痛，惊恐。

【操作】艾炷灸：每次5~10壮；艾条灸：每次15~30分钟。每日1次。

（八）犊鼻

【定位】屈膝，髌骨与髌韧带外侧凹陷处。（图2-5-6）

【功能】通经活络，消肿止痛。

【主治】膝关节肿痛，脚气。

【操作】艾炷灸：每次5~10壮；艾条灸：每次15~30分钟。每日1次。

（九）足三里

【定位】小腿前外侧，犊鼻下3寸，距胫骨前嵴外侧一横指（中指），屈膝或平卧取穴。（图2-5-6）

【穴性】合穴；胃之下合穴。

【功能】和胃降逆，健脾化痰，补益正气。

【主治】胃痛，呕吐，腹胀，肠鸣，泄泻，痢疾，腹痛，胸中瘀血，胸胁支满，食少，痢疾，喘咳，乳痛，头晕，耳鸣，鼻塞，心悸，癫狂，脚气，水肿，股膝痿痹，喉痹不能言。

【操作】艾炷灸：每次5~10壮；艾条灸：每次15~30分钟。每日1次。

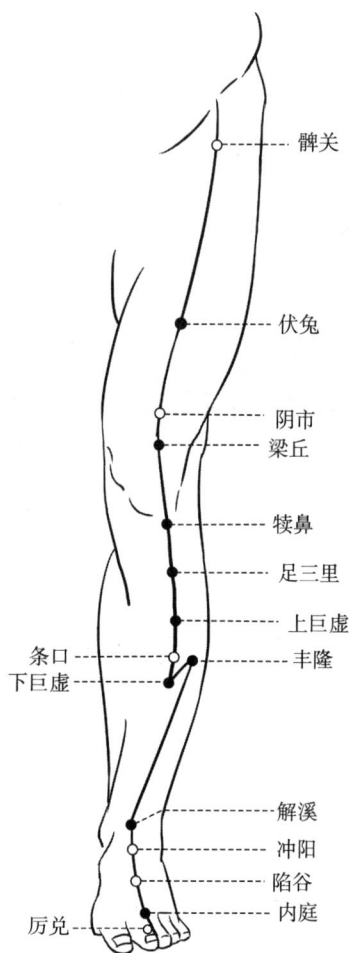

髀关

伏兔

阴市
梁丘

犊鼻

足三里

上巨虚

条口 —— —— 丰隆
下巨虚

解溪
冲阳
陷谷
厉兑 —— —— 内庭

图2-5-6 足阳明胃经常用腧穴

（十）上巨虚

【定位】小腿前外侧，犊鼻下6寸，距胫骨前嵴外侧一横指（中指），屈膝或平卧取穴。（图2-5-6）

【穴性】大肠之下合穴。

【功能】理气和胃，通降肠腑。

【主治】腹中切痛，痢疾，肠鸣，腹胀，便秘，泄泻，肠痈，脚气，下肢痿痹。

【操作】艾炷灸：每次5~10壮；艾条灸：每次15~30分钟。每日1次。

（十一）下巨虚

【定位】小腿前外侧，犊鼻下9寸，距胫骨前嵴外侧一横指（中指），当足背屈，胫骨前肌尾端处。（图2-5-6）

【穴性】小肠之下合穴。

【功能】通降腑气，宁神镇惊。

【主治】小腹痛，腰脊痛引睾丸，泄泻，大便脓血，乳痈，下肢痿痹。

【操作】艾炷灸：每次5~10壮；艾条灸：每次15~30分钟。每日1次。

（十二）解溪

【定位】足背与小腿交界处的横纹中央，当踇长伸肌腱与趾长伸肌腱之间。（图2-5-6）

【穴性】经穴。

【功能】和胃降逆，宁神止惊。

【主治】腹胀，便秘，胃热谵语，癫狂，头面浮肿，面赤，目赤，头痛，眩晕，眉棱骨痛，悲泣，足踝肿痛。

【操作】艾炷灸：每次5~10壮；艾条灸：每次15~30分钟。每日1次。

（十三）厉兑

【定位】足第2趾末节外侧，距趾甲角约0.1寸。（图2-5-6）

【穴性】井穴。

【功能】清泻胃火，镇静安神。

【主治】胸腹胀满，梦魇，癫狂，面肿，口眼歪斜，齿痛，鼻衄，鼻流黄涕，口唇疮疡，热病，足胫寒冷，多卧好惊，消谷善饥。

【操作】艾条灸：每次15~30分钟。每日1次。

四、足太阴脾经

（一）隐白

【定位】足大趾末节内侧，距趾甲角0.1寸。（图2-5-7）

【穴性】井穴。

【功能】健脾宁血，调经统血。

【主治】腹胀，暴泄，善呕，心痛，胸满，咳逆，喘息，烦心善悲，梦魇，癫狂，尸厥，慢惊风，崩漏，尿血，便血，吐血。

【操作】艾条灸：每次15~30分钟。每日1次。

（二）太白

【定位】足内侧缘，当第1跖趾关节后缘，赤白肉际处。（图2-5-7）

【穴性】输穴；原穴。

【功能】健脾化湿，理气和胃。

【主治】胃痛，腹胀，腹痛，肠鸣，呕吐，泄泻，痢疾，善噫，食不化，饥不欲食，便秘，痔漏，脚气，心痛脉缓，胸胁胀痛，体重节痛，痿证。

【操作】艾条灸：每次15~30分钟。每日1次。

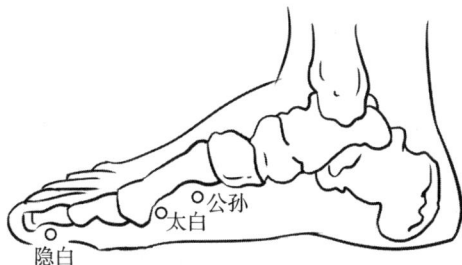

图2-5-7　隐白、太白、公孙

（三）公孙

【定位】足内侧缘，第1跖骨基底的前下方，赤白肉际处。（图2-5-7）

【穴性】络穴；八脉交会穴之一，通冲脉。

【功能】健脾化湿，和胃止痛。

【主治】胃痛，呕吐，饮食不化，肠鸣，腹胀，腹痛，痢疾，泄泻，多饮，霍乱，水肿，烦心失眠，发狂妄言，嗜卧，肠风下血，脚气。

【操作】艾炷灸：每次5~10壮；艾条灸：每次15~30分钟。每日1次。

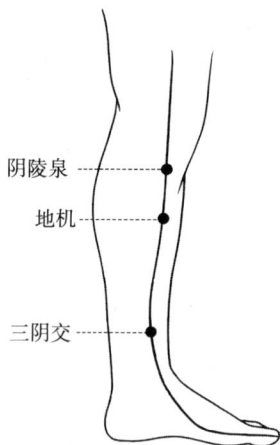

图2-5-8　阴陵泉、地机、三阴交

（四）三阴交

【定位】小腿内侧，足内踝尖上3寸，胫骨内侧面的后缘。（图2-5-8）

【功能】健脾利湿，滋补肝肾，调经止带。

【主治】食少腹胀，肠鸣，飧泄，月经不调，崩漏，经闭，难产，产后血晕，恶露不尽，阴挺，赤白带下，癥瘕，阳痿，阴茎痛，遗精，小便不利，遗尿，疝气，睾丸缩腹，失眠，湿疹，水肿，足痿痹痛。

【操作】艾炷灸：每次5~10壮；艾条灸：每次15~30分钟。每日1次。

（五）地机

【定位】小腿内侧，当内踝尖与阴陵泉的连线上，阴陵泉下3寸。（图2-5-8）

【穴性】郄穴。

【功能】健脾利湿，调经止痛。

【主治】腹胀，腹痛，食欲不振，泄泻，痢疾，月经不调，痛经，癥瘕，水肿，小便不利，腰痛。

【操作】艾炷灸：每次5~10壮；艾条灸：每次15~30分钟。每日1次。

（六）阴陵泉

【定位】小腿内侧，胫骨内侧髁后下方凹陷处。（图2-5-8）

【**穴性**】合穴。

【**功能**】健脾利湿，消肿止痛。

【**主治**】腹胀，暴泄，黄疸，水肿，喘逆，小便不利或失禁，阴茎痛，妇人阴痛，遗精，膝肿痛。

【**操作**】艾炷灸：每次5~10壮；艾条灸：每次15~30分钟。每日1次。

（七）血海

【**定位**】屈膝，大腿内侧，髌底内侧端上2寸，当股四头肌内侧头的隆起处。（图2-5-9）

【**功能**】调经通血，祛风止痒。

【**主治**】月经不调，痛经，闭经，崩漏，股内侧痛，湿疹，皮肤瘙痒。

【**操作**】艾炷灸：每次5~10壮；艾条灸：每次15~30分钟。每日1次。

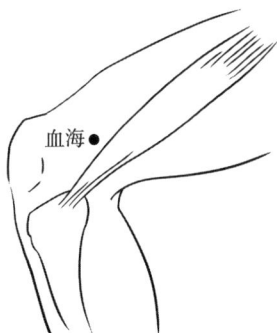

图2-5-9　血海

（八）大横

【**定位**】腹中部，脐中旁开4寸。（图2-5-10）

【**功能**】理气止痛，通调腑气。

【**主治**】腹痛，便秘，泄泻，善悲。

【**操作**】艾炷灸：每次5~10壮；艾条灸：每次15~30分钟。每日1次。

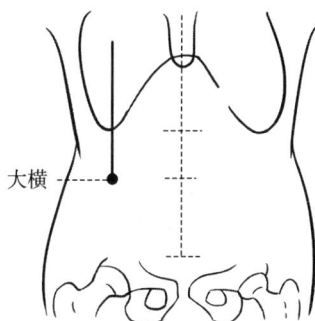

图2-5-10　大横

五、手少阴心经

（一）通里

【**定位**】前臂掌侧，尺侧腕屈肌腱的桡侧缘，腕横纹上1寸。（图2-5-11）

【**穴性**】络穴。

【**功能**】理气止痛，宁心安神，通利咽喉。

【**主治**】心痛，心悸，善悲，心烦，暴喑，面赤，盗汗，经血过多或崩漏。

【**操作**】艾炷灸：每次5~10壮；艾条灸：每次15~30分钟。每日1次。

（二）阴郄

【**定位**】前臂掌侧，当尺侧腕屈肌腱的桡侧缘，腕横纹上0.5寸。（图

2-5-11）

【穴性】郄穴。

【功能】宁心安神，凉血止汗。

【主治】心痛，惊悸，衄血，吐血，失音，盗汗。

【操作】艾炷灸：每次5~10壮；艾条灸：每次15~30分钟。每日1次。

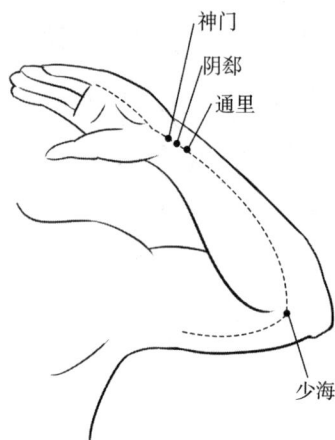

图2-5-11　通里、阴郄、神门

（三）神门

【定位】腕部，腕掌侧横纹尺侧端，尺侧腕屈肌腱的桡侧凹陷处。（图2-5-11）

【穴性】输穴；原穴。

【功能】补益心气，镇静安神。

【主治】心痛，心烦，失眠，健忘，惊悸，怔忡，痴呆，癫狂，痫病，胁痛，失音，喘逆上气。

【操作】艾炷灸：每次5~10壮；艾条灸：每次15~30分钟。每日1次。

六、手太阳小肠经

（一）少泽

【定位】手小指末节尺侧，距指甲角约0.1寸。（图2-5-12）

【穴性】井穴。

【功能】清热泻火，开窍苏厥，增液通乳。

【主治】热病，中风昏迷，乳少，乳痈，咽喉肿痛，目翳，疟疾，头痛，耳鸣，耳聋，肩臂外后侧疼痛。

【操作】艾条灸：每次15~30分钟。每日1次。

（二）后溪

【定位】手背尺侧，微握拳，当第5掌指关节后尺侧的远侧掌横纹头赤白肉际处。（图2-5-11）

【穴性】输穴；八脉交会穴之一，通督脉。

【功能】通络止痛，清热截疟，镇静安神。

【**主治**】癫狂，痫病，热病，盗汗，疟疾，耳聋，目赤，目翳，目眩，疔疮，黄疸，头项强痛，肩痛不举，肘臂及手指拘挛。

【**操作**】艾条灸：每次15~30分钟。每日1次。

（三）肩贞

【**定位**】肩关节后下方，当上臂内收时，在腋后纹头直上1寸。（图2-5-12）

【**功能**】清热聪耳，化痰消肿，通络止痛。

【**主治**】热病，瘰疬，耳聋，耳鸣，肩胛痛，手臂痛麻，肩不举。

【**操作**】艾炷灸：每次5~10壮；艾条灸：每次15~30分钟。每日1次。

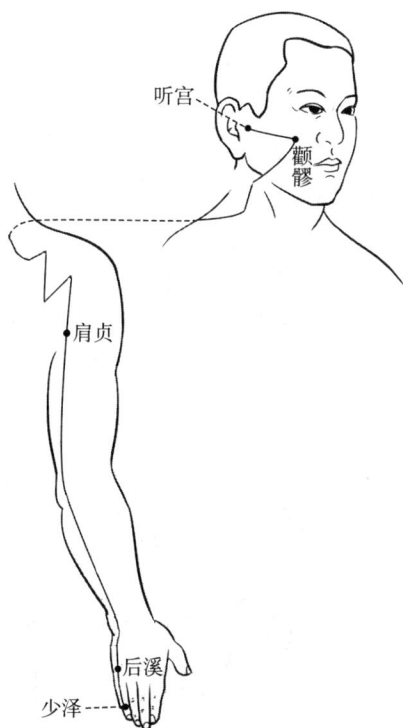

（四）颧髎

【**定位**】面部，当目外眦直下，颧骨下缘凹陷处。（图2-5-12）

【**功能**】清热消肿，牵正止痉。

【**主治**】口眼歪斜，眼睑瞤动，面痛，齿痛，目黄，颧肿，唇痈。

【**操作**】艾炷灸：每次5~10壮；艾条灸：每次15~30分钟。每日1次。

图2-5-12　手太阳小肠经常用腧穴

（五）听宫

【定位】面部，耳屏正中与下颌骨髁状突之间，微张口时呈凹陷处。（图2-5-12）

【功能】开窍聪耳，消肿止痛。

【主治】耳聋，耳鸣，聤耳，齿痛，癫狂，痫病。

【操作】艾炷灸：每次5~10壮；艾条灸：每次15~30分钟。每日1次。

七、足太阳膀胱经

（一）大杼

【定位】背部，当第1胸椎棘突下，旁开1.5寸。（图2-5-13）

【穴性】八会穴之一，骨会。

【功能】清热解表，宣肺止咳。

【主治】发热，咳嗽，鼻塞，头痛，喉痹，肩胛骨酸痛，颈项强痛，癫狂。

【操作】艾炷灸：每次5~10壮；艾条灸：每次15~30分钟。每日1次。

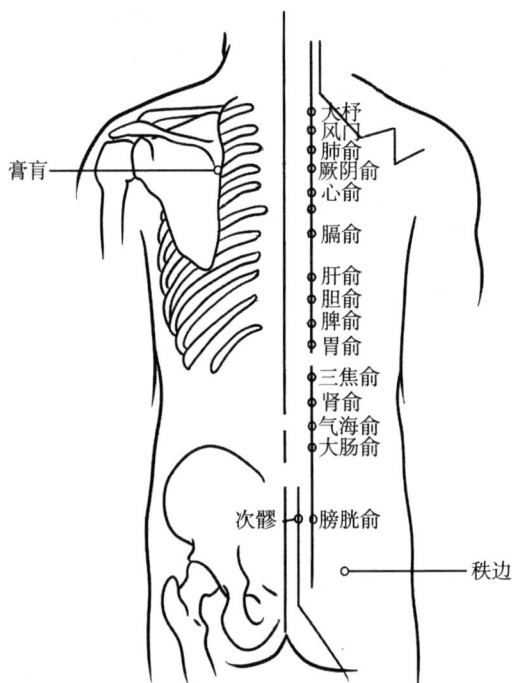

图2-5-13 足太阳膀胱经常用腧穴

（二）风门

【定位】背部，当第2胸椎棘突下，旁开1.5寸。（图2-5-13）

【功能】祛风散邪，宣肺固表。

【主治】伤风咳嗽，发热，头痛，目眩，多涕，鼻塞，胸中热，项强，肩背痛。

【操作】艾炷灸：每次5~10壮；艾条灸：每次15~30分钟。每日1次。

（三）肺俞

【定位】背部，当第3胸椎棘突下，旁开1.5寸。（图2-5-13）

【穴性】肺之背俞穴。

【功能】解表宣肺，肃降肺气，止咳平喘。

【主治】胸满，咳喘，咯血，喉痹，骨蒸盗汗，皮肤瘙痒，荨麻疹。

【操作】艾炷灸：每次5~10壮；艾条灸：每次15~30分钟。每日1次。

（四）厥阴俞

【定位】背部，当第4胸椎棘突下，旁开1.5寸。（图2-5-13）

【穴性】心包之背俞穴。

【功能】宁心安神，宽胸理气。

【主治】心痛，心悸，胸闷，咳嗽，呕吐。

【操作】艾炷灸：每次5~10壮；艾条灸：每次15~30分钟。每日1次。

（五）心俞

【定位】背部，当第5胸椎棘突下，旁开1.5寸。（图2-5-13）

【穴性】心之背俞穴。

【功能】宽胸理气，宁心安神。

【主治】癫狂，痫病，惊悸，健忘，心烦，失眠，咳嗽，咯血，梦遗，心痛，胸引背痛。

【操作】艾炷灸：每次5~10壮；艾条灸：每次15~30分钟。每日1次。

（六）膈俞

【定位】背部，当第7胸椎棘突下，旁开1.5寸。（图2-5-13）

【穴性】八会穴之一，血会。

【功能】宽胸降逆，和血止血。

【主治】胃脘胀痛，呕吐，呃逆，气喘，咳嗽，潮热盗汗，各种血证。

【操作】艾炷灸：每次5~10壮；艾条灸：每次15~30分钟。每日1次。

（七）肝俞

【定位】背部，当第9胸椎棘突下，旁开1.5寸。（图2-5-13）

【穴性】肝之背俞穴。

【功能】疏肝利胆，安神明目。

【主治】癫狂，痫病，胸胁胀痛，少腹痛，疝气，肌肉痉挛，急躁易怒，黄疸，目疾，咳嗽，口苦。

【操作】艾炷灸：每次5~10壮；艾条灸：每次15~30分钟。每日1次。

（八）胆俞

【定位】背部，当第10胸椎棘突下，旁开1.5寸。（图2-5-13）

【穴性】胆之背俞穴。

【功能】清热祛湿，利胆止痛。

【主治】黄疸，口苦，胁痛，饮食不下，咽痛而干，呕吐，骨蒸劳热。

【操作】艾炷灸：每次5~10壮；艾条灸：每次15~30分钟。每日1次。

（九）脾俞

【定位】背部，当第11胸椎棘突下，旁开1.5寸。（图2-5-13）

【穴性】脾之背俞穴。

【功能】健脾利湿，和胃益气。

【主治】胁痛，腹胀，黄疸，呕吐，泄泻，顽固不化，痢疾，便血，水肿，嗜卧，身体羸瘦，痞积，疟疾寒热，善欠，不嗜食，慢脾风。

【操作】艾炷灸：每次5~10壮；艾条灸：每次15~30分钟。每日1次。

（十）胃俞

【定位】背部，当第12胸椎棘突下，旁开1.5寸。（图2-5-13）

【穴性】胃之背俞穴。

【功能】健脾和胃，理中降逆。

【主治】胃脘痛，腹胀，反胃，呕吐，完谷不化，胸胁痛。

【操作】艾炷灸：每次5~10壮；艾条灸：每次15~30分钟。每日1次。

（十一）三焦俞

【定位】腰部，当第1腰椎棘突下，旁开1.5寸。（图2-5-13）

【穴性】三焦之背俞穴。

【功能】调理三焦，健脾利水。

【主治】腹胀，肠鸣，完谷不化，呕吐，腹泻，痢疾，小便不利，水肿，腰脊痛。

【操作】艾炷灸：每次5~10壮；艾条灸：每次15~30分钟。每日1次。

（十二）肾俞

【定位】腰部，当第2腰椎棘突下，旁开1.5寸。（图2-5-13）

【穴性】肾之背俞穴。

【功能】益肾助阳，纳气利水。

【主治】遗精，阳痿，遗尿，小便频数，月经不调，腰膝酸痛，水肿，泄泻，咳喘，气短，耳鸣，耳聋，视物昏花。

【操作】艾炷灸：每次5~10壮；艾条灸：每次15~30分钟。每日1次。

（十三）气海俞

【定位】腰部，当第3腰椎棘突下，旁开1.5寸。（图2-5-13）

【功能】补益肾气，调经止痛。

【主治】痛经，痔疮，腰痛，腿膝不利。

【操作】艾炷灸：每次5~10壮；艾条灸：每次15~30分钟。每日1次。

（十四）大肠俞

【定位】腰部，当第4腰椎棘突下，旁开1.5寸。（图2-5-13）

【穴性】大肠之背俞穴。

【功能】通降肠腑，理气止痛。

【主治】腹痛，腹胀，肠鸣，泄泻，便秘，痢疾，腰背疼痛。

【操作】艾炷灸：每次5~10壮；艾条灸：每次15~30分钟。每日1次。

（十五）膀胱俞

【定位】骶部，平第2骶后孔，后正中线旁开1.5寸。（图2-5-13）

【**穴性**】膀胱之背俞穴。

【**功能**】清热利湿，通淋止痛，疏调膀胱。

【**主治**】小便赤涩，遗精，遗尿，淋浊，女子瘕聚，阴部肿痛，腹痛，泄泻，便秘，腰脊强痛，膝足寒冷无力。

【**操作**】艾炷灸：每次5~10壮；艾条灸：每次15~30分钟。每日1次。

（十六）次髎

【**定位**】骶部，髂后上棘内下方，适对第2骶后孔。（图2-5-13）

【**功能**】清利湿热，理气调经。

【**主治**】腰痛，月经不调，赤白带下，痛经，疝气，小便赤淋，腰以下至足不仁。

【**操作**】艾炷灸：每次5~10壮；艾条灸：每次15~30分钟。每日1次。

（十七）膏肓

【**定位**】背部，平第4胸椎棘突下，旁开3寸，于肩胛骨脊柱缘，两手交叉抱肩取穴。（图2-5-13）

【**功能**】益阴清心，止咳定喘，补虚培元。

【**主治**】肺痨，咳嗽，气喘，咯血，盗汗，健忘，遗精，完谷不化，肩胛背痛。

【**操作**】艾炷灸：每次5~10壮；艾条灸：每次15~30分钟。每日1次。

（十八）秩边

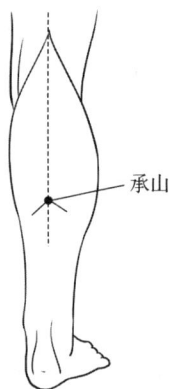

图2-5-14　承山

【**定位**】臀部，平第4骶后孔，骶正中嵴旁开3寸，俯卧位取穴。（图2-5-13）

【**功能**】清热利湿，消肿止痛。

【**主治**】痔疾，阴痛，大小便不利，腰骶痛，下肢痿痹。

【**操作**】艾炷灸：每次5~10壮；艾条灸：每次15~30分钟。每日1次。

（十九）承山

【**定位**】小腿后面正中，腓肠肌两侧肌腹交界下端，当伸直小腿或足跟上提时，腓肠肌肌腹下出现尖角凹陷处。（图2-5-14）

【功能】理气止痛，消痔舒筋。

【主治】痔疾，便秘，疝气，腹痛，腰背痛，腿痛痉挛，脚气。

【操作】艾炷灸：每次5~10壮；艾条灸：每次15~30分钟。每日1次。

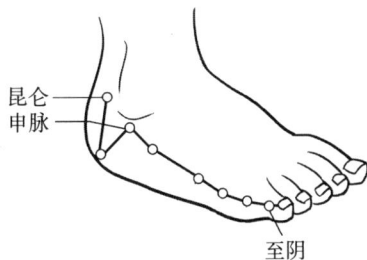

（二十）昆仑

【定位】足部外踝后方，当外踝尖与跟腱之间凹陷处。（图2-5-15）

【穴性】经穴。

【功能】疏通经络，息风止痉。

【主治】小儿痫病，难产，头痛，目眩，项强，肩背拘急，腰痛，足跟痛。

【操作】艾炷灸：每次5~10壮；艾条灸：每次15~30分钟。每日1次。

图2-5-15　昆仑、申脉、至阴

（二十一）申脉

【定位】在踝区，外踝尖直下，外踝下缘与跟骨之间凹陷中。（图2-5-15）

【穴性】八脉交会穴之一，通于阳跷脉。

【功能】镇痉止痫，宁心安神，舒筋活络。

【主治】痫病，癫狂，失眠，项强，头痛，眩晕，腰痛，足胫寒，不能久立。

【操作】艾条灸：每次15~30分钟。每日1次。

（二十二）至阴

【定位】足小趾末节外侧，距指甲角约0.1寸。（图2-5-15）

【穴性】井穴。

【功能】通经活络，舒筋转胎，散风止痛。

【主治】头痛，鼻塞，鼻衄，目痛，足下热，胞衣不下，胎位不正，难产，肌肉痉挛。

【操作】艾条灸：每次15~30分钟。每日1次。

八、足少阴肾经

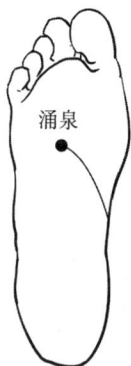

图 2-5-16　涌泉

（一）涌泉

【定位】位于足底部，蜷足时足前部凹陷处。（图 2-5-16）

【穴性】井穴。

【功能】泄火滋阴，消肿利咽。

【主治】咯血，咽喉肿痛，小便不利，便秘。

【操作】艾炷灸：每次 5~10 壮；艾条灸：每次 15~30 分钟。每日 1 次。

注：隔药灸涌泉是临床常用的治疗方法。

（二）然谷

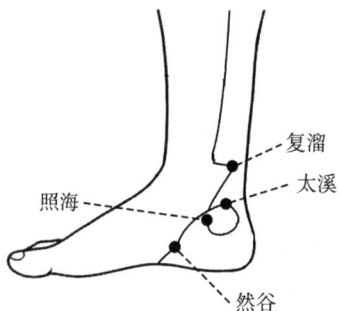

图 2-5-17　然谷、太溪、照海、复溜

【定位】内踝前下方，足舟骨粗隆下方凹陷中。（图 2-5-17）

【穴性】荥穴。

【功能】升清降浊。

【主治】咽喉炎，膀胱炎，尿道炎，月经不调等。

【操作】艾炷灸：每次 5~10 壮；艾条灸：每次 15~30 分钟。每日 1 次。

（三）太溪

【定位】内踝后方，内踝尖与跟腱之间的中点凹陷处。（图 2-5-17）

【穴性】输穴；原穴。

【功能】滋阴益肾，强腰健脊。

【主治】失眠、健忘等肾精不足证，消渴，腰痛及下肢厥冷、内踝肿痛。

【操作】艾炷灸：每次 5~10 壮；艾条灸：每次 15~30 分钟。每日 1 次。

（四）照海

【定位】内踝尖正下方凹陷处。（图 2-5-17）

【穴性】八脉交会穴，通于阴跷脉。

【功能】滋阴益肾，消肿利咽，安神。

【主治】咽干咽痛、目龈肿痛等五官疾病，失眠，小便不利，小便频数。

【操作】艾炷灸：每次5~10壮；艾条灸：每次15~30分钟。每日1次。

（五）复溜

【定位】在小腿内侧，太溪直上2寸，跟腱内侧的前方。（图2-5-17）

【穴性】经穴。

【功能】补肾益阴，通调水道。

【主治】盗汗，身热无汗，口干舌燥，肠鸣，泄泻，水肿，腹胀。

【操作】艾炷灸：每次5~10壮；艾条灸：每次15~30分钟。每日1次。

（六）肓俞

【定位】在中腹部，脐中旁开0.5寸。（图2-5-18）

【功能】理气止痛，润燥通便。

【主治】脐周腹胀腹痛，便秘，月经不调，疝气。

【操作】艾炷灸：每次5~10壮；艾条灸：每次15~30分钟。每日1次。

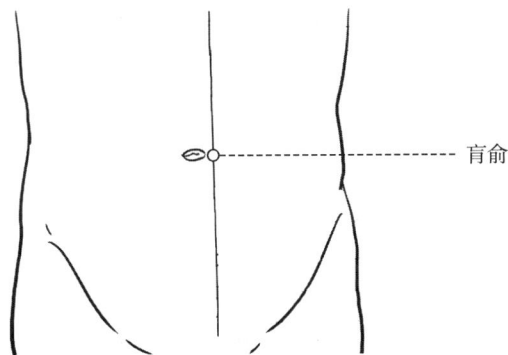

图2-5-18　肓俞

九、手厥阴心包经

（一）曲泽

【定位】肘部微屈，肘横纹上，肱二头肌腱的尺侧缘。（图2-5-19）

【穴性】合穴。

【功能】清心镇痛，和胃降逆。

【主治】心悸，心痛，胃痛，呕吐，咯血，热病，烦躁，肘臂痛。

【操作】艾炷灸：每次5~10壮；艾条灸：每次15~30分钟。每日1次。

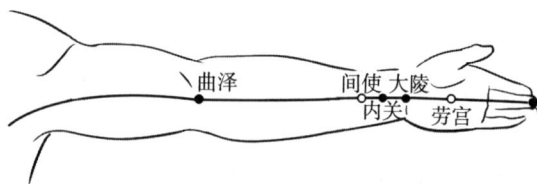

图2-5-19　手厥阴心包经常用腧穴

（二）间使

【定位】在前臂掌侧，曲泽与大陵连线上，腕横纹上3寸，掌长肌腱和桡侧腕屈肌腱之间。（图2-5-19）

【穴性】经穴。

【功能】宽胸解郁，宁心安神，理气止痛。

【主治】心悸，心痛，热病，烦躁，癫狂，干呕。

【操作】艾炷灸：每次5~10壮；艾条灸：每次15~30分钟。每日1次。

（三）内关

【定位】在前臂掌侧，曲泽与大陵连线上，远端腕横纹上2寸，掌长肌腱和桡侧腕屈肌腱之间。（图2-5-19）

【穴性】络穴；八脉交会穴之一，通于阴维脉。

【功能】宽胸理气，宁心安神，降逆和胃。

【主治】心悸，心痛，失眠，癫狂，痫病，胃痛，呕吐，呃逆，肘臂痛。

【操作】艾炷灸：每次5~10壮；艾条灸：每次15~30分钟。每日1次。

（四）大陵

【定位】在腕掌侧远端横纹的中点处，掌长肌腱和桡侧腕屈肌腱之间。（图2-5-19）

【穴性】输穴；原穴。

【功能】宽胸理气，清心安神。

【主治】心痛，癫狂，痫病，胃痛，呕吐，口臭。

【操作】艾炷灸：每次5~10壮；艾条灸：每次15~30分钟。每日1次。

（五）劳宫

【定位】在手掌心，第2、3掌骨之间，握拳屈指时中指尖处。（图2-5-19）

【穴性】荥穴。

【功能】清心安神，消肿止痒。

【主治】心痛，癫狂，痫病，口疮，舌烂，口臭。

【操作】艾炷灸：每次5~10壮；艾条灸：每次15~30分钟。每日1次。

十、手少阳三焦经

（一）外关

【定位】在前臂背侧，腕背侧远端横纹上2寸，尺骨与桡骨间隙中点。（图2-5-20）

【穴性】络穴；八脉交会穴之一，通于阳维脉。

【功能】疏通经络，解表散邪，聪耳明目。

【主治】伤寒，热病，头痛，耳鸣耳聋，目赤肿痛。

【操作】艾炷灸：每次5~10壮；艾条灸：每次15~30分钟。每日1次。

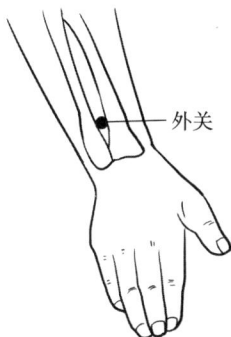

图2-5-20　外关

（二）肩髎

【定位】肩部，当上臂外展时，在肩峰后下方凹陷处。（图2-5-22）

【功能】通络止痛。

【主治】臂痛，肩重不能举，风疹。

【操作】艾炷灸：每次5~10壮；艾条灸：每次15~30分钟。每日1次。

（三）耳门

【定位】在耳屏上切迹的前方，下颌骨髁状突后缘，张口有凹陷处。（图2-5-21）

【功能】开窍聪耳，消肿止痛。

【主治】耳鸣耳聋，聤耳，齿痛。

【操作】艾炷灸：每次5~10壮；艾条灸：每次15~30分钟。每日1次。

十一、足少阳胆经

（一）听会

【定位】在耳屏间切迹的前方，下颌骨髁状突的后缘，张口有凹陷处。（图2-5-21）

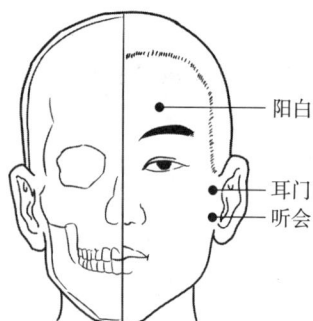

图2-5-21 阳白、耳门、听会

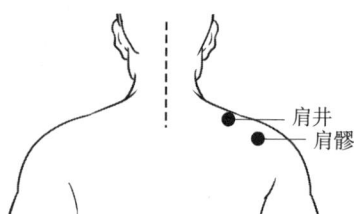

图2-5-22 肩井、肩髎

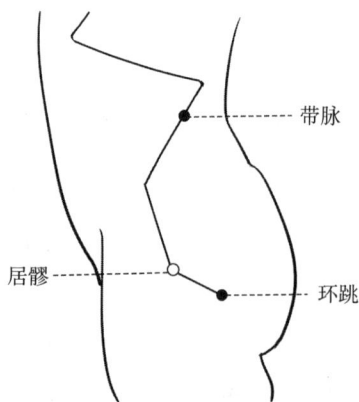

图2-5-23 带脉、居髎、环跳

【功能】开窍聪耳，舒筋活络。

【主治】耳鸣耳聋，聤耳流脓，头面痛，口眼㖞斜，下颌脱臼。

【操作】艾炷灸：每次5~10壮；艾条灸：每次15~30分钟。每日1次。

（二）阳白

【定位】在前额部，目正视，瞳孔直上，眉上1寸处。（图2-5-21）

【功能】清热明目，消肿止痛。

【主治】头痛，目眩，目痛，目外眦疼痛。

【操作】艾炷灸：每次5~10壮；艾条灸：每次15~30分钟。每日1次。

（三）肩井

【定位】肩部，当大椎与肩峰端连线的中点。（图2-5-22）

【功能】祛风清热，通经活络，消肿止痛。

【主治】中风，乳痈，瘰疬，肩背臂痛，颈项强痛。

【操作】艾炷灸：每次5~10壮；艾条灸：每次15~30分钟。每日1次。

（四）带脉

【定位】在侧腹部，第11肋骨游离端下方垂线与脐水平线的交点处。（图2-5-23）

【功能】通经止痛，健脾固带。

【主治】月经不调，赤白带下，疝气，腰胁痛。

【操作】艾炷灸：每次5~10壮；艾条灸：每次15~30分钟。每日1次。

（五）居髎

【定位】在髋部，当髂前上棘与股骨大转子最凸点连线的中点。（图2-5-23）

【功能】疏经通络，理气止痛。

【主治】腰腿痹痛，下肢痿证，少腹痛。

【操作】艾炷灸：每次5~10壮；艾条灸：每次15~30分钟。每日1次。

（六）环跳

【定位】在股外侧，侧卧屈股，当股骨大转子与骶管裂孔连线的中1/3与外1/3交点处。（图2-5-23）

【功能】疏通经络，散寒除湿，理气止痛。

【主治】腰腿痛，下肢痿证，遍身风疹。

【操作】艾炷灸：每次5~10壮；艾条灸：每次15~30分钟。每日1次。

（七）阳陵泉

【定位】在小腿外侧，当腓骨小头前下方凹陷处。（图2-5-24）

【穴性】合穴；胆之下合穴；八会穴之一，筋会。

【功能】疏肝利胆，和胃降逆，通络止痛。

【主治】半身不遂，下肢痿证，胁肋疼痛，口苦，呕吐，黄疸，小儿惊风。

【操作】艾炷灸：每次5~10壮；艾条灸：每次15~30分钟。每日1次。

（八）悬钟

【定位】在小腿外侧，腓骨前缘，外踝尖上3寸。（图2-5-24）

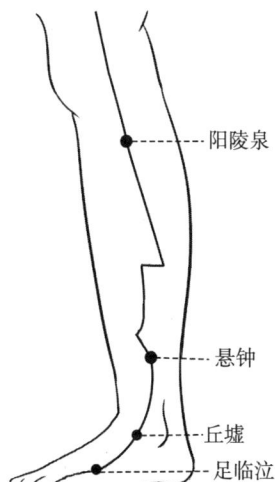

图2-5-24 阳陵泉、悬钟、丘墟、足临泣

【穴性】八会穴之一，髓会。

【功能】补益肝肾，镇静息风，通络止痛。

【主治】半身不遂，颈项强痛，胸腹胀满，胁肋疼痛。

【操作】艾炷灸：每次5~10壮；艾条灸：每次15~30分钟。每日1次。

（九）丘墟

【定位】在足外踝前下方，当趾长伸肌腱的外侧凹陷处。（图2-5-24）

【穴性】原穴。

【功能】疏肝利胆，通络止痛。

【主治】目赤肿痛，中风偏瘫，胸胁痛，疝气，疟疾，外踝肿痛。

【操作】艾炷灸：每次5~10壮；艾条灸：每次15~30分钟。每日1次。

（十）足临泣

【定位】在足背外侧，当第4、5跖趾关节后，第5趾长伸肌腱的外侧凹陷处。（图2-5-24）

【穴性】输穴；八脉交会穴之一，通于带脉。

【功能】疏通经络，平肝息风，化痰消肿。

【主治】足跗肿痛，下肢痿证，中风偏瘫，乳痈，瘰疬。

【操作】艾炷灸：每次5~10壮；艾条灸：每次15~30分钟。每日1次。

十二、足厥阴肝经

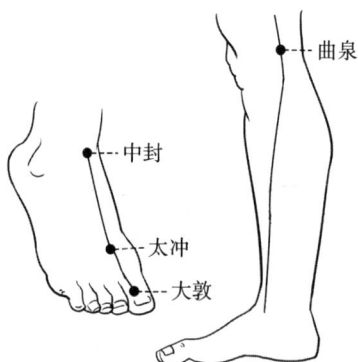

图2-5-25　足厥阴肝经常用腧穴

（一）大敦

【定位】在足大趾末节外侧，距趾甲角0.1寸处。（图2-5-25）

【穴性】井穴。

【功能】调肝理气，止痉宁神。

【主治】阴中痛，月经不调，崩漏，尿血，遗尿，癫狂，痫病。

【操作】艾炷灸：每次5~10壮；艾条灸：每次15~30分钟。每日1次。

（二）太冲

【定位】在足背部，第1、2跖骨间，跖骨底结合部前方凹陷中。（图2-5-25）

【穴性】输穴；原穴。

【功能】平肝息风，镇静安神，和胃健脾。

【主治】头痛，眩晕，疝气，月经不调，小儿惊风，癫狂，痫病，腹胀，胁痛，呕逆。

【操作】艾炷灸：每次5~10壮；艾条灸：每次15~30分钟。每日1次。

（三）中封

【定位】在足内踝前，当商丘与解溪连线上，胫骨前肌腱的内侧凹陷处。（图2-5-25）

【穴性】经穴

【功能】疏肝健脾，理气消疝。

【主治】疝气，遗精，小便不利，内踝肿痛，足冷。

【操作】艾炷灸：每次5~10壮；艾条灸：每次15~30分钟。每日1次。

（四）曲泉

【定位】在膝内侧横纹头上方，屈膝呈凹陷处。（图2-5-25）

【穴性】合穴。

【功能】疏肝理气，调经止带。

【主治】月经不调，痛经，白带异常，阴痒，产后腹痛。

【操作】艾炷灸：每次5~10壮；艾条灸：每次15~30分钟。每日1次。

十三、督脉

（一）腰阳关

【定位】在腰部，第4腰椎棘突下凹陷处。（图2-5-26）

【功能】散寒除湿，舒筋活络。

【主治】腰骶痛，下肢痿痹。

【操作】艾炷灸：每次5~10壮；艾条灸：每次15~30分钟。每日1次。

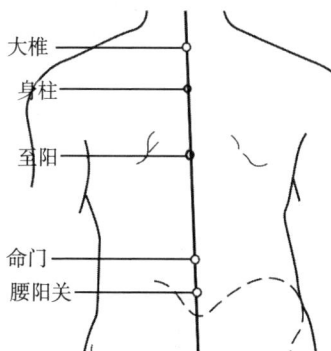

图2-5-26 督脉常用腧穴

（二）命门

【定位】在腰部，第2腰椎棘突下凹陷处。（图2-5-26）

【功能】温阳益肾，舒筋活络，镇静止痉。

【主治】遗精，耳鸣，赤白带下，小便频数，腰腹痛，痫病，角弓反张。

【操作】艾炷灸：每次5~10壮；艾条灸：每次15~30分钟。每日1次。

（三）至阳

【定位】在背部，第7胸椎棘突下凹陷处。（图2-5-26）

【功能】利胆退黄，宽胸利膈。

【主治】黄疸，胸胁支满，喘促不宁，呕吐，呃逆。

【操作】艾炷灸：每次5~10壮；艾条灸：每次15~30分钟。每日1次。

（四）身柱

【定位】在背部，第3胸椎棘突下凹陷处。（图2-5-26）

【功能】清热解毒，宣肺止咳，宁神镇痉。

【主治】咳嗽，气喘，癫狂，痫病，脊背强痛。

【操作】艾炷灸：每次5~10壮；艾条灸：每次15~30分钟。每日1次。

（五）大椎

【定位】在项部，第7颈椎棘突下凹陷处。（图2-5-26）

【功能】清热解表，截疟止痫。

【主治】热病，心烦，疟疾，自汗盗汗，颈项强痛。

【操作】艾炷灸：每次5~10壮；艾条灸：每次15~30分钟。每日1次。

（六）百会

【定位】在头顶部，两耳尖连线的中点。（图2-5-27）

【功能】息风镇静，醒脑开窍，升阳固脱。

【主治】惊悸，健忘，头痛，眩晕，中风，言语謇涩，半身不遂，脱肛，阴挺。

【操作】艾条灸：每次15~30分钟。每

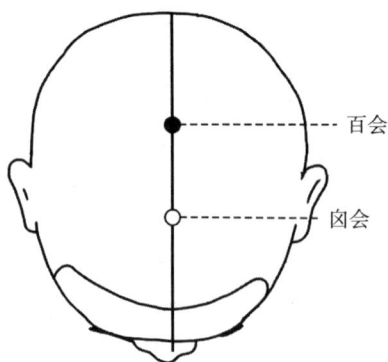

图2-5-27 百会、囟会

日1次。

（七）囟会

【定位】在前头部，当前发际正中直上2寸，或百会前3寸。（图2-5-27）

【功能】安神醒脑，清热消肿。

【主治】小儿惊痫，癫狂，头皮肿，面赤肿。

【操作】艾条灸：每次15~30分钟。每日1次。

十四、任脉

（一）中极

【定位】在下腹部，脐中下4寸。（图2-5-28）

【穴性】膀胱之募穴。

【功能】通利小便，温肾助阳，调经止带。

【主治】癃闭，遗尿，遗精，阳痿，月经不调，崩漏，阴挺，产后恶露不尽。

【操作】艾炷灸：每次5~10壮；艾条灸：每次15~30分钟。每日1次。

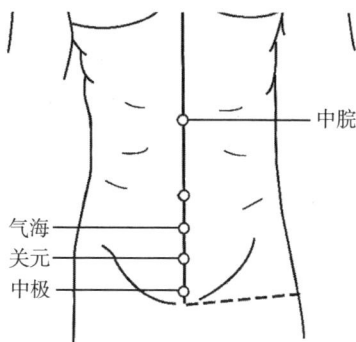

图2-5-28　中极、关元、气海、中脘

（二）关元

【定位】在下腹部，脐中下3寸。（图2-5-28）

【功能】培补元气，调经止带，通利小便，温肾助阳。

【主治】中风脱证，月经不调，赤白带下，崩漏，恶露不尽，癃闭，遗精，早泄。

【操作】艾炷灸：每次5~10壮；艾条灸：每次15~30分钟。每日1次。

（三）气海

【定位】在下腹部，脐中下1.5寸。（图2-5-28）

【功能】温阳益肾固精。

【主治】四肢乏力，阳痿，遗精，泄泻，月经不调。

【操作】艾炷灸：每次5~10壮；艾条灸：每次15~30分钟。每日1次。

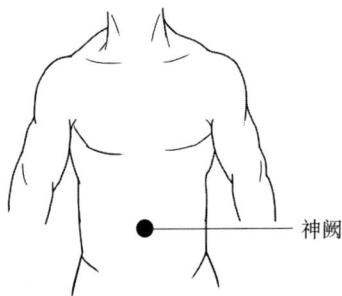

图2-5-29　神阙

（四）神阙

【定位】脐正中央处。（图2-5-29）

【功能】利水固脱，涩肠止泻。

【主治】水肿，肠鸣，泄泻，腹痛，脱肛。

【操作】艾炷灸：每次5~10壮；艾条灸：每次15~30分钟。每日1次。

（五）中脘

【定位】在上腹部，脐中上4寸。（图2-5-28）

【穴性】胃之募穴；八会穴之一，腑会。

【功能】健脾和胃，通降腑气。

【主治】胃脘痛，腹胀，呕吐，呃逆，肠鸣，泄泻，疳积。

【操作】艾炷灸：每次5~10壮；艾条灸：每次15~30分钟。每日1次。

十五、经外奇穴

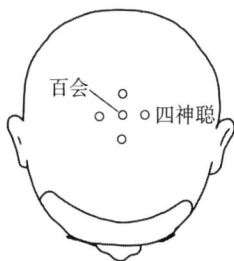

图2-5-30　四神聪

（一）四神聪

【定位】在头顶部，百会前后左右各1寸，共4个穴位。（图2-5-30）

【功能】镇静安神，聪耳明目。

【主治】失眠，健忘，癫狂，痫病，中风；耳聋，眼疾。

【操作】艾条灸：每次15~30分钟。每日1次。

（二）肘尖

【定位】屈肘，在尺骨鹰嘴突起的尖端。（图2-5-31）

【功能】化痰消瘰。

【主治】瘰疬，痈疽，肠痈。

【操作】艾炷灸：每次5~10壮；艾条灸：每次15~30分钟。每日1次。左患灸右，右患灸左。

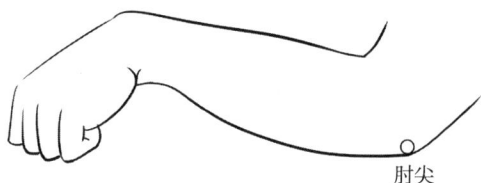

图2-5-31　肘尖

（三）中魁

【定位】在中指背侧，近端指间关节横纹中点处。（图2-5-32）

【功能】降逆和胃。

【主治】噎膈，反胃，牙痛，鼻出血。

【操作】艾炷灸：每次5~10壮；艾条灸：每次15~30分钟。每日1次。

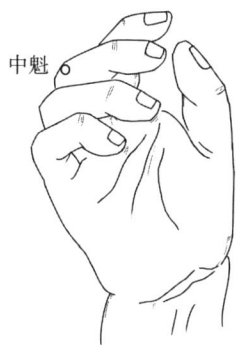

图2-5-32　中魁

（四）大骨空

【定位】拇指指间关节背侧中点，横纹上取穴。（图2-5-33）

【功能】消翳明目。

【主治】目痛，目翳，迎风流泪，吐泻，衄血。

【操作】艾炷灸：每次5~10壮；艾条灸：每次15~30分钟。每日1次。

（五）小骨空

【定位】在小指背侧，近端指间关节横纹中点处。（图2-5-33）

【功能】聪耳明目。

【主治】目赤肿痛，耳聋，目翳，喉痛。

【操作】艾炷灸：每次5~10壮；艾条灸：每次15~30分钟。每日1次。

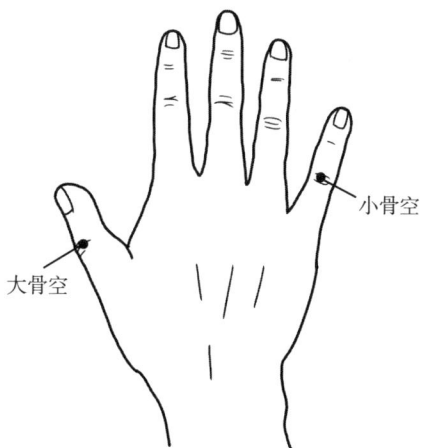

图2-5-33　大骨空、小骨空

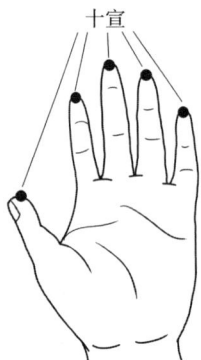

图2-5-34 十宣

（六）十宣

【定位】在手十指尖端，指甲角游离缘约0.1寸处，左右共10穴。（图2-5-34）

【功能】泻热止痉，开窍醒神。

【主治】晕厥，昏迷，中暑，中风，指端麻木或疼痛。

【操作】艾炷灸：每次5~10壮；艾条灸：每次15~30分钟。每日1次。

（七）膝眼

【定位】屈膝，在髌韧带两侧凹陷处。内侧的称内膝眼，外侧的称外膝眼，即犊鼻。（图2-5-35）

【功能】通络消肿止痛。

【主治】膝关节肿痛。

【操作】艾炷灸：每次5~10壮；艾条灸：每次15~30分钟。每日1次。

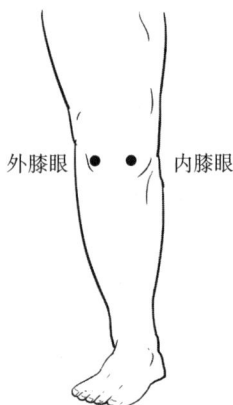

图2-5-35 膝眼

（九）内踝尖

【定位】在足内侧面，内踝的凸起处。（图2-5-36）

【功能】舒筋活络。

【主治】小腿及足内侧肌肉痉挛。

【操作】艾炷灸：每次5~10壮；艾条灸：每次15~30分钟。每日1次。

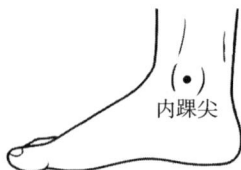

图2-5-36 内踝尖

第六节
常见病的艾灸治疗

内科病

脑卒中

脑卒中又称中风，是以突然昏仆、不省人事、半身不遂、口角歪斜、言语謇涩，或仅以口歪、半身不遂为主症的一类病证。根据发病时昏迷与否，可分为中经络、中脏腑两大类。其发生与饮食不节、五志过极、年老体衰等因素有关。病位在脑，病变涉及心、肝、脾、肾等脏。基本病机是脏腑阴阳失调，气血逆乱。

【辨证】

（一）中经络

1.风痰阻络

半身不遂，肌肤不仁，舌强言謇，口角歪斜，肢体麻木或手足拘急，头晕目眩。苔白腻或黄腻，脉弦滑。

2.气虚血瘀

半身不遂，肌肤不仁，舌强言謇，口角歪斜，肢体软弱，偏身麻木，手足肿胀，面色淡白，气短乏力，心悸自汗。舌暗，苔白腻，脉细涩。

（二）中脏腑之脱证

突然昏仆，神志恍惚，嗜睡，或昏迷。目合口张，手撒溺遗，鼻鼾息微，二便失禁，四肢逆冷。脉细弱。

【治疗】

（一）中经络

治法：疏通经络。

主穴：双侧风池，患侧手三里、腕骨、环跳。足内翻取足三里、内踝尖，足外翻取阳陵泉、外踝尖。

配穴：风痰阻络加双侧丰隆；气虚血瘀加气海、双侧血海、三阴交。

操作：①风痰阻络证：先在风池进行雀啄灸10分钟，再在其他穴位同时采用隔姜灸或温灸器灸20~30分钟。②气虚血瘀证：采用温灸器灸20~30分钟。每日1次，每周3~5次，连续治疗3~6个月。

其他方法：采用百孝灸灸各穴位，操作同温灸器灸。

（二）中脏腑（脱证）

治法：回阳固脱。

取穴：气海、关元、神阙。

操作：神阙大艾炷隔盐灸，关元、气海雀啄灸，灸至四肢转温。

【医案】

丹溪治浦江郑君，年近六旬，奉养膏粱，仲夏久患滞下，又犯房劳。一夕如厕，忽然昏仆，撒手，遗尿，目上视，汗大出，喉如曳锯，呼吸甚微，其脉大而无伦次，此阴虚而阳暴绝也。急令煎人参膏，且与灸气海穴，艾炷如小指，至十八壮，右手能动；又三壮，唇微动。参膏成，与一盏，至半夜后，尽三盏，眼能动，尽二斤，方能言索粥，尽五斤而利止，十数斤全安。

按：此种病，今常有之，医所用参不过一二钱，至一二两而止，亦并不知有灸法，无效则诿之天命，岂能于数日间用参膏至十余斤者乎？然参膏至十余斤，办之亦难矣。惟能办者，不可不知有此法。

【注意事项】

1.患肢感觉多有减退，施灸时当注意温度，防止灸疮形成。

2.应经常按摩患肢，并进行主动或被动运动，防止肌肉萎缩；长期卧床的患者，应勤翻身，防止褥疮形成；保持大便通畅，以防再次卒中。

3.积极预防中风，高血压患者应药物降压，低盐、低脂饮食。若经常出现头晕头痛、肢体麻木，偶有发作性语言不利、肢体痿软无力者，多为中风先兆，应加强防治，及时就医，其中足三里、绝骨温和灸可用于中风的预防。

4.一旦出现中风，要及时去医院就诊，以最大程度减少脑损伤。艾灸多用于中脏腑脱证救急和中风后遗留偏瘫的治疗。

5.关注舌脉变化，若舌红脉数则不宜施灸。

面瘫

面瘫是以口角歪向一侧、眼睑闭合不全、表情肌功能减弱或丧失为主要表现的病证，又称"口眼歪斜"。其发病急，多为单侧发病。其发生常与过劳、正虚、风寒或风热乘虚而入等因素有关，基本病机是经气痹阻，经筋功能失调。

【辨证】

1.风寒侵袭

面部受凉后出现口角歪向健侧，眼睛不能闭合，流泪，额纹变浅或消失，鼻唇沟变浅并歪向健侧，病侧不能皱眉、蹙额、闭目、露齿，病侧鼓颊漏气、饮水漏水、耳后疼痛。舌淡，苔薄白，脉浮紧。

2.气血不足

病程较长，面部表现同风寒侵袭证，并伴有肢体倦怠，面色淡白，少气懒言，头晕眼花。舌淡苔白，脉沉细。

【治疗】

治法：祛风通络，疏调经筋。

主穴：患侧阳白、颊车；对侧合谷。

配穴：风寒侵袭加风池；气血不足加足三里、气海、三阴交。

操作：①风寒侵袭证：先在风池雀啄灸10分钟，再在其余穴位同时隔姜灸或温灸器灸，其中阳白、颊车灸10分钟，合谷灸20分钟。②气血不足证：可同时采用温灸器灸，其中头面腧穴灸10分钟，四肢、躯干部腧穴灸20分钟。一周

2~3次，直至面瘫恢复。

其他方法：在头面部、头面所过经络远端寻找热敏点，采用悬起灸至热敏点消失为度。若面瘫久不愈，可以采用药线灸，操作为将药液浸泡过的苎麻线点燃后直接烧灼腧穴或一定部位。

【医案】

张某，男，45岁。左侧周围性面瘫1月余，曾用中药、针灸、外敷药治疗，无明显效果，来我院就诊。自觉左面部不适，饮水外漏，食物在颊齿间残留。查体：左侧鼻唇沟变浅，左侧眼裂不能完全闭合，口角下垂，下唇外翻。诊断为"面瘫"。治疗取阳白、四白、颊车、地仓、口禾髎、夹承浆。用5号针头，5ml注射针管，抽取维生素$B_1$100mg，维生素B_{12}250μg，将注射针快速刺入上述诸穴，待得气后，回抽无血，注入0.2~0.3ml维生素B_1与B_{12}混合液，取出针头，按压针孔，隔日1次。同时配合艾灸温和灸法，灸上述诸穴，每日1次。1周后，患者自觉病状好转，3周后自觉病状消失，额纹显现，左侧眼裂基本闭合，口角上抬，下唇内收，而面部表情肌基本恢复正常。

按：面瘫由于正气不足，脉络空虚，风邪入中，气血痹阻，筋脉失养，肌肉弛缓不收所致。该患左侧发病，病程已久，正气亏虚，邪气内阻，单纯的针灸，中药等治疗难以奏效。穴位注射具有针药双重作用，进针得气后，可疏通经络，调和气血，血行风自灭。维生素B_1、维生素B_{12}皆为神经营养药，能促进神经的恢复，同时注入穴位后，能增加针感强度及作用时间，艾条温和灸能配合穴位注射以温通经络之气血，激发人体正气。正气充足，气血畅通，筋脉得以濡养，则功能恢复。

【注意事项】

1.艾灸时注意不要过烫，以防形成灸疮，对于糖尿病等感觉减退的患者，医生当用手试温度，防止烫伤。

2.头面艾灸时间不宜太长，以防气血过度上涌而导致头晕。

3.长时间艾灸当注意患者舌脉变化，若舌红脉数当停止艾灸，以防火热亢盛，变生他病。

面肌痉挛

面肌痉挛是一种以面部肌肉阵发性痉挛或跳动为表现的顽固性疾病。本病通常只出现在一侧，轻者仅限于眼睑周围痉挛、跳动，有时会牵拉至面部、口角等部位。严重者患侧面颊、耳角以至头皮等均有强烈牵拉感，可导致面部歪斜，肌肉萎缩。

【辨证】

1.肝风内动

颜面抽搐，常兼头晕、目眩、耳鸣或肢麻震颤，舌红，脉弦数或弦细数。

2.血虚风动

颜面抽搐，常兼头痛隐隐，面色苍白，唇爪无华，心悸乏力，舌淡，脉虚涩。

3.风寒侵袭

常因受风致发面肌痉挛，多兼头痛、鼻塞、恶风、肢体痛楚等，苔薄白，脉浮。

【治疗】

治法：息风止痉。

主穴：太阳、颊车、下关、翳风、风池、合谷。

配穴：肝风内动加太溪、三阴交；血虚风动加血海、足三里；风寒侵袭加大椎、曲池、肺俞。

操作：太阳、风池、翳风回旋灸各5分钟，足三里温和灸10分钟，或麦粒灸5壮，颊车、下关、合谷温和灸各5分钟，灸至皮肤潮红为宜。

其他方法：藏医治疗面肌痉挛，采用"丹者美扎艾灸疗法"，是利用艾绒等易燃材料或烧热物质，选取藏医学中的穴位或体表疼痛的部位烧灼、熏熨，借助艾绒的温热和药力对神经末梢的刺激作用，通过大脑皮质对脑、自主神经、内分泌、免疫系统的调整，促进血液循环，使三大因素趋于平衡。

【医案】

王某，女，54岁。左侧面部肌肉跳动2年余，加重近9个月。2年前原因不明出现左眼睑轻度颤动，时常发作。后渐至眼睑持续颤动，未经治疗。近9个月来，上眼睑跳动停止，唯觉下眼睑跳动幅度增大，入眠则止，醒后则发，伴有耳鸣，情绪波动时症状加重。患者体瘦，面黄，左眼下眼睑跳动明显伴口角歪斜。舌质淡，苔白，脉细缓。诊断：面肌痉挛之血虚风动证。治疗：灸法，穴取颊车、风池、太阳、足三里、翳风、合谷，每穴灸3壮。灸治1次后，眼睑颤动症状稍减轻。1个月后，眼睑颤动症状消失，口角歪斜症状减轻。

按：患者中老年女性，气血亏虚，机体功能减退。颊车、翳风为面部局部穴位，近端取穴；灸太阳提高机体抵御病邪的能力；灸风池息风止痉，风池为治疗面肌痉挛之要穴；灸合谷治疗面部疾病，取"面口合谷收"之义；灸足三里健脾胃，补气血。

【注意事项】

1.注意保暖，注意在艾灸前后，尤其是冬季，避免接触冷水。

2.施灸部位多数位于面部，注意施灸的时间和温度，避免造成面部起泡，影响外观，给患者带来困扰。

糖尿病

糖尿病的中医病名是消渴。消渴病是由于先天禀赋不足，复因情志失调、饮食不节等原因所导致的以阴虚燥热为基本病机，以多尿、多饮、多食、乏力、消瘦，或尿有甜味为典型临床表现的一种疾病。本病在《内经》中称为"消瘅"。口渴引饮为上消，善食易饥为中消，饮一溲一为下消，统称消渴（三消）。

【辨证】

1.肺热津伤

烦渴多饮，口干舌燥，尿频量多。舌边尖红，苔薄黄，脉洪数。

2.胃热炽盛

多食易饥，口渴，尿多，形体消瘦，大便干燥。苔黄，脉滑实有力。

3.肾阴不足

尿频量多，混浊如脂膏，口干舌燥，五心烦热，腰膝酸软，舌红，脉沉细数。

【治疗】

治法：滋阴润燥。

主穴：关元、中脘、膏肓。

配穴：肺热津伤加肺俞；胃热炽盛加脾俞，胃俞，足三里；肾阴不足加肾俞，太溪。

操作：关元、中脘、膏肓每穴温和灸20分钟；肺俞温和灸25分钟；肾俞、脾俞、胃俞每穴温和灸20分钟；足三里温和灸10分钟或麦粒灸5壮；太溪雀啄灸20分钟，以局部皮肤潮红为佳。

【医案】

薛某，男，71岁。糖尿病10年，双下肢浮肿6月。10年前因不明诱因出现多饮、多食、多尿，化验空腹血糖11.2mmol/L，烦渴多饮，口干舌燥，尿频量多。舌边尖红，苔薄黄，脉洪数，诊断：消渴之肺热津伤证。治法：直接灸法。穴取关元、中脘、肺俞，每穴7壮。1个月后，患者多饮、多尿、多食症状改善，尿量改善明显。

按：患者为老年男性，气血亏虚，肾阴不足，阴虚燥热，发而为病。灸中脘可健脾和胃，缓解中焦气机不利；灸关元培补元气，补肾气之不足；肺俞为背俞穴，灸其可补益肺经，滋阴润燥。另外，艾灸的作用更多见的是针对并发症的治疗，其灸治原则也可见于水肿、汗证、痹证等内科病证的论述中。

【注意事项】

糖尿病患者伤口难以愈合，在施灸过程中避免烫伤，避免患者皮肤起泡。

胃痛

胃痛，又称胃脘痛，是指以上腹胃脘部反复发作性疼痛为主的症状。由于疼痛部位近心窝处，古人又称"心痛""心下痛"等。胃痛与寒邪客胃、饮食伤胃、情志不畅和脾胃虚弱等因素有关。胃痛的病位在胃，与肝、脾也有关。胃痛以实证多见，也有虚证或虚实夹杂之证。

【辨证】

1.寒邪客胃
胃痛暴作，恶寒喜暖，口不渴，或喜热饮。舌淡苔薄白，脉弦紧。

2.脾胃虚寒

胃脘隐痛喜暖，泛吐清水，神疲肢倦，手足不温，大便溏薄。舌淡苔白，脉虚弱或迟缓。

【治疗】

治法：温胃止痛。

主穴：中脘、足三里、内关。

配穴：寒邪客胃加胃俞、神阙；脾胃虚寒加脾俞、气海。

操作：中脘、足三里、内关回旋灸或隔姜灸20分钟，胃俞、神阙温和灸10分钟，脾俞、气海温和灸10分钟，麦粒灸足三里5壮，灸至皮肤微微发红。取督脉的大椎至腰俞。令患者俯卧，以75%乙醇自上而下沿脊柱消毒3遍，然后涂抹姜汁，撒督灸粉，覆盖桑皮纸，把姜泥牢固铺在桑皮纸上，呈梯形，再在姜泥上放置锥形艾炷，点燃艾炷，等其燃尽更换艾炷，共3壮，最后移去姜泥，轻擦灸处。每次1小时，每月1次，3次为1个疗程。

【医案】

杨某，女，28岁。半天前进食冷饮后出现胃脘部疼痛不适伴恶心欲吐，腹部怕冷，喜温拒按。刻下症：神志清，面色苍白，胃脘部疼痛，腹部肤温偏凉，喜温拒按，口淡不渴。舌淡红、苔薄白，脉弦紧。诊断：胃痛之寒邪犯胃证。治疗：患者仰卧位，将切好的生姜片置于中脘、神阙上，姜片上放置大艾炷，点燃，等患者感觉皮肤灼热微疼痛时更换艾炷，直到灸至患者胃痛消失为止。患者经1次治疗后，胃痛完全消失。

按：患者由于进食冰冷之品，寒邪犯胃，寒主收引凝滞，导致气机阻滞，不通则痛。故采用隔姜灸温经散寒止痛。中脘为胃之募穴，腑会。神阙属任脉。灸此二穴具有散寒温中的作用，所以隔姜灸中脘、神阙具有和胃止痛，调理中焦气机的效果。

【注意事项】

在临床中常见到很多急性冠脉综合征患者症状以胃痛为主，故临床需要加以鉴别，避免误诊。

腹痛

腹痛是指胃脘以下，耻骨毛际以上的部位发生疼痛的症状，在临床上较常见，可出现于多种疾病中。腹痛常与感受外邪、饮食不节、情志不畅、劳倦体虚等因素有关。本病病位在腹，与肝、胆、脾、肾、膀胱、大肠、小肠有关。感受外邪或脏腑内伤，影响脾、胃、肠等，可致肠胃经脉运行不畅或肠胃经脉失去温养而出现腹痛。腹痛以实证或虚实夹杂之证多见。

【辨证】

1.寒邪内阻

腹痛急暴，得温痛减，遇冷更甚，口淡不渴，小便清利，大便清稀或秘结。舌苔白腻，脉沉紧。

2.中虚脏寒

腹痛绵绵，时作时止，喜热恶冷，痛时喜按，饥饿劳累后更甚，得食或休息后稍减，大便溏薄，兼神疲、气短、畏寒。舌淡苔白，脉沉细。

【治疗】

治法：散寒温中止痛。

主穴：气海、关元、足三里。

配穴：寒邪内阻加天枢；中虚脏寒加神阙。

操作：气海、关元、足三里回旋灸20分钟，天枢温和灸10分钟，神阙温和灸10分钟或隔姜灸5~7壮，灸至皮肤微微发红。

其他方法：穴位取阿是穴，通过回旋灸、循经灸、雀啄灸和温和灸探查热敏点。热敏点有透热、扩热、传热的特点，找到后可着重温和灸热敏点，达到艾热迅速在体内透散扩传，以至症状缓解甚至消失的疗效。

【医案】

患者，男，35岁。腹痛1年余。患者1年前出现腹痛，为脐周阵发性疼痛，晨起多发，大便不成形，胃纳不佳，面白畏寒。查体：神志清，精神可，心肺听诊无殊，腹平软，无明显压痛，未触及包块，肠鸣音活跃，神经系统无异常体征。舌质淡红，苔薄白，脉沉。诊断：腹痛之中虚脏寒证。治疗用隔姜灸法，穴取气海、关元、足三里、神阙，每穴7壮。灸治1次后，患者复诊时腹痛症状减轻，大便可，仍纳食不佳，面白少气，舌质淡红、苔白，脉沉。三诊时，诸症全消，面色红润，精力充沛，食欲增加，停止治疗，正常上班。随访3个月未复发。

按：本例患者腹痛病程较长，久病伤里，脾胃受损，属脾虚脏寒之证，故治以运脾温阳止痛为主。初诊时用隔姜灸温阳补虚止痛，在此基础上选用气海、关元、足三里、神阙，气海、关元、神阙属任脉，可补虚通经，足三里是足阳明胃经穴，可补脾温中。再复诊时，腹痛诸症皆瘥。

【注意事项】

腹痛是临床很多疾病的常见症状之一，故临床要注意腹痛的诊断与鉴别，特别是要甄别急性病症，避免延误其他疗法的应用时机。

泄泻

泄泻又称为"腹泻"，是指排便次数增加，排便量增加，便质稀薄，严重者如水样，或便中有未消化食物的一类疾病。临床上根据病程、发作的缓急、便质情况分为急慢性泄泻。急性泄泻一般在3周之内，多伴有腹痛拒按，泻后痛减。腹泻持续或反复发作4周以上称为慢性泄泻，一般腹痛较轻，形寒肢冷，乏力。急性泄泻表现为寒湿内盛、肠腑湿热、饮食停滞，慢性泄泻表现为肝气乘脾、脾胃虚弱、肾阳虚衰。

【辨证】

1.寒湿内盛

泄泻清稀，甚至如水样便，畏寒喜温，腹痛肠鸣。舌淡苔白腻，脉濡缓。

2.脾胃虚弱

大便溏薄反复发作，饮食不慎容易引起腹泻，平素脘腹胀满，食少乏力。舌淡苔薄白，脉细弱。

3.肾阳虚衰

每于黎明之前脐腹周围疼痛，肠鸣腹泻，泻后即安，平素形寒肢冷，腰膝酸软。舌淡苔白，脉细弱。

【治疗】

治法：健脾导滞，除湿止泻。

主穴：脾俞、神阙。

配穴：寒湿内盛加天枢、阴陵泉；脾胃虚弱加足三里、太白；肾阳虚衰加肾俞。

操作：艾条灸，主穴采用回旋灸，主穴每穴10~15分钟，配穴10分钟左右，也可以使用艾炷灸，一般3~6壮，以局部皮肤充血，潮红为度。每日1次，7~10次为1个疗程。

其他方法：隔姜灸，取神阙，用鲜生姜切成直径2~3cm、厚0.3~0.4cm的姜片，中间穿刺数孔，上置艾炷，一般施灸6~9壮，以局部潮红为度。

【医案】

患者，女，55岁。患者慢性腹泻2年，平素饮食稍有不慎即出现腹泻，曾行肠镜检查未见明显病变。本次因2天前在外进餐后出现腹泻，自行在家服用抗生素，腹泻未见明显缓解。刻诊：泄泻，每日大便次数3~5次，便质稀薄，隐隐腹痛，畏寒，纳差，乏力。舌淡苔薄白，脉细弱。诊断为泄泻脾胃虚弱型。治疗用隔姜灸法，穴取神阙、脾俞，每穴8壮。灸治1次后，自诉当日腹泻3次，腹痛畏寒明显减轻，灸治1周后，大便每日1~3次，未再腹痛，饮食恢复正常，精力充沛，食欲增加，为巩固疗效，以上穴位采用温和灸20分钟，每日1次，继续治疗1周。随访3个月未复发。

按：患者平素体弱，脾胃虚弱，饮食稍有不慎即可发作腹泻。神阙位居腹部脐中央，属任脉，为全身保健要穴，脾俞为脾之背俞穴，二穴配合具有健脾止泻，补气温阳的作用，生姜辛温，归肺、脾、胃经，具有温中散寒的作用，诸穴合用，疗效增强，病遂痊愈。

便秘

便秘是指肠腑的传导功能失常，排便次数减少或排出困难的病证，具体表现为排便时间或排便周期延长，大便秘结，排出困难，或者粪质不硬，但是排出不畅。临床上根据病因、排便周期、粪质、全身兼症等辨证为热秘、气秘、冷秘、虚秘。

【辨证】

1.冷秘

大便排出困难，腹痛腹胀，呕吐呃逆，形寒肢冷，小便清长。舌淡苔白，脉沉迟。

2.虚秘

大便干燥或并不干燥，虽有便意，临厕排便无力，乏力气短，面白汗出。舌淡苔薄白，脉弱。

【治疗】

治法：温里导滞，润肠通便。

主穴：大肠俞、天枢。

配穴：冷秘配关元、神阙；虚秘配脾俞、足三里。

操作：艾条灸，主穴采用回旋灸，主穴每穴10~15分钟，配穴10分钟左右，也可以使用艾炷灸，一般3~6壮，以局部皮肤充血，潮红为度。每日1次，7~10次为1个疗程。

其他方法：隔姜灸，穴位取大肠俞、天枢，用鲜生姜切成直径2~3cm、厚0.3~0.4cm的姜片，中间穿刺数孔，上置艾炷，一般施灸6~9壮，以局部潮红为度。

【医案】

患者，男，75岁。近5年来排便困难，次数减少，大便3~5天行1次，严重时1周行1次。刻诊：大便已5日未行，自觉便意，临厕排便无力，平素粪质干燥，便后气短汗出，乏力倦怠。舌淡苔薄白，脉弱。诊断为便秘虚秘型。治疗用隔姜灸法，穴取大肠俞、脾俞，每穴8壮。灸治1次后，即排便，为巩固疗效，以上穴位采用温和灸20分钟，每日1次，继续治疗2周，并嘱患者增加蔬菜谷类等粗纤维食物的摄入有助排便。治疗期间2~3天排便1次。

按：患者年老体弱，脾胃气虚，肠腑排便无力。灸大肠俞、脾俞，可起到健脾益气，润肠通便的作用，生姜辛温，归肺、脾、胃经，具有温中散寒的作用。诸穴合用，疗效增强，病遂痊愈。

失眠

失眠通常称为"不寐"，是以经常不能获得正常睡眠为特征的疾病。失眠指睡眠的质和量都不满意的状态，分为入睡困难和维持睡眠困难。主要表现为睡眠时间、深度不足，轻者入睡困难，寐而易醒，严重时彻夜不眠。临床上根据睡眠症状特点、全身兼症辨证虚实，虚证有心脾两虚、心肾不交、心胆气虚；实证有肝火扰神、脾胃不和。

【辨证】

1.心脾两虚
不寐，多梦易醒，心悸健忘，头晕神疲，面色不华。舌淡苔薄，脉细无力。

2.心胆气虚
不寐，噩梦易惊，胆怯心悸，倦怠乏力，气短自汗。舌淡苔薄，脉弦细。

【治疗】

治法：宁心安神，镇惊安眠。

主穴：心俞、百会。

配穴：心脾两虚加脾俞；心胆气虚加胆俞。

操作：艾条灸，主穴采用回旋灸，主穴每穴10~15分钟，配穴10分钟左右，也可以使用艾炷灸，取心俞、脾俞、胆俞，一般3~6壮，以局部皮肤充血、潮红为度。每日1次，7~10次为1个疗程。

其他方法：温针灸，穴位取脾俞、足三里，针刺得气后，将针留在适当的深度，在针柄上穿置一段长约2cm的艾卷施灸，或在针尾上搓捏艾炷点燃，时间20分钟。

【医案】

患者，女，50岁。患者近2年间断失眠，平时服用安定类西药助眠，夜间可入睡4~5小时，因考虑药物副作用，希望针灸治疗改善睡眠。刻症：入睡困难，眠浅易醒，多梦，心悸健忘，神疲乏力，记忆力减退，面色不华。舌淡苔薄，脉细无力。诊断为不寐之心脾两虚证，采用温针灸治疗，取足三里、脾俞，针刺得气后，将针留在适当的深度，在针柄上穿置一段长约2cm的艾卷施灸，留针20分钟。治疗1周后，患者自述睡眠改善，每晚可睡5~6小时，心悸乏力好转，精神状态明显改善，为巩固疗效，嘱患者继续坚持治疗，可隔日治疗1次。

按：患者失眠日久，结合临床表现，考虑为不寐之心脾两虚证。采用足三里、脾俞温针灸，具有健脾益气，养心安眠的功效，针灸合用，疗效增强，病遂痊愈。

抑郁症

抑郁症的中医病名是"郁病"。郁病是以精神抑郁善忧，情绪不宁，兴趣减退甚至丧失，体倦乏力等为主要表现的一类病证。临床上常见胸部满闷、胁肋胀痛，或易怒善哭，或咽中如有异物哽塞等，部分患者会伴发突然失明、失聪、失语、肢体瘫痪和意识障碍。临床上根据病程、主症特点、全身兼症辨证为肝气郁结、气郁化火、痰气郁结、心神惑乱、心脾两虚、肝肾亏虚。

【辨证】

心脾两虚

心情抑郁，多思善疑、头晕心悸、失眠健忘、神疲乏力。舌淡苔薄白，脉细。

【治疗】

治法：健脾养心、安神解郁。

主穴：脾俞、心俞。

操作：艾条灸，采用回旋灸，每穴10~15分钟，也可以使用艾炷灸，一般3~6壮，以局部皮肤充血，潮红为度。每日1次，7~10次为1个疗程。

其他方法：温针灸，穴位取足三里、脾俞，针刺得气后，将针留在适当的深度，在针柄上穿置一段长约2cm的艾卷施灸，或在针尾上搓捏艾炷点燃，时间20分钟。

【医案】

患者，女，43岁。患者近2月来情绪低落，精力不足，工作稍感力不从心，头晕心悸、失眠多梦、健忘、神疲乏力。舌淡苔薄白，脉细。2年前曾诊断过抑郁症，服用西药治愈。目前诊断为郁病之心脾两虚证，心俞、脾俞温和灸治疗1周后，自觉心悸乏力好转，睡眠明显好转，情绪亦较前明显改善，此后患者间断门诊针灸治疗，可正常工作生活。

按：患者郁病史，结合本次临床表现，诊断为郁病之心脾两虚证，脏病多取背俞穴治疗，因此取心俞、脾俞，灸治此二穴具有健脾养心、安神解郁的功效，二穴合用，疗效增强，病遂痊愈。

咳嗽

咳嗽是呼吸系统疾病的常见症状，是一种保护性反射动作，临床以发出咳声或咳吐痰液为主要表现，咳嗽持续8周以上称为慢性咳嗽。根据病史和临床表现分为外感和内伤，外感有风寒袭肺，风热袭肺，风燥伤肺；内伤有痰湿阻肺，痰热郁肺，肝火犯肺，肺阴亏耗。

【辨证】

1.风寒袭肺

咳嗽声重，气急，痰稀色白，常伴恶寒头痛，鼻塞流涕等风寒表证。舌苔薄白，脉浮紧。

2.痰湿阻肺

咳嗽痰多，咳声重着，痰腻色白，胸闷脘痞，纳呆，体倦，大便不调。舌苔白腻，脉濡滑。

【治疗】

治法：宣肺理气，止咳化痰。

主穴：肺俞。

配穴：风寒袭肺加风门，合谷；痰湿阻肺加太渊，丰隆。

操作：艾炷灸，一般3~6壮，以局部皮肤充血，潮红为度。以上穴位也可以使用艾条灸，肺俞回旋灸20分钟，配穴温和灸10分钟。每日1次，7~10次1个疗程。

其他方法：天灸，穴位取肺俞、风门，慢性咳嗽可于每年的头伏、中伏、末伏进行灸治，取白芥子、细辛、丁香等药适量，研成细末，用姜汁调和成糊状，贴敷于穴位2~4小时，以局部皮肤灼热疼痛为度。

【医案】

患者，女，10岁。母亲代诉患儿每遇冬季气候寒冷发作咳嗽，持续时间较长。刻症：咳嗽声重，咳痰量少，色白稀薄，鼻塞流涕。舌苔薄白，脉浮紧。诊断为咳嗽之风寒袭肺证。治疗用艾条灸法，穴取肺俞回旋灸20分钟，风门、合谷温和灸10分钟，每日1次。灸治1周，咳嗽明显缓解，嘱患者可于每年的三伏天进行三伏灸治疗。

按：患儿体质较弱，每遇感寒发作咳嗽，结合舌脉本次发作考虑风寒袭肺。穴取肺俞回旋灸，风门、合谷温和灸。诸穴配合宣肺理气，止咳化痰，遇三伏天进行治疗能提高机体免疫力与抗病能力。

哮喘

哮喘是一种反复发作性的疾病，临床表现以突然发作的喘息，喉间哮鸣，咳嗽，呼吸困难，胸闷为主，严重者张口抬肩，不能平卧。临床常由接触过敏原、冷空气，物理化学性刺激，上呼吸道感染等引起。发作时间短者仅数分钟，时间长者可达数小时，甚至数天。多数患者可自行缓解，缓解后可恢复如平常。本病根据喘息发作时的状况，结合病因、病程、证候可分为虚实两类，实证有风寒外袭，痰热阻肺；虚证有肺气虚，肾气虚。

【辨证】

1.风寒外袭

起病较急，喉中哮鸣，痰多色白，稀薄或有泡沫，常伴恶寒头痛等风寒表证。舌淡苔白而滑，脉浮紧。

2.肺气虚

喘促气短，喉中痰鸣，咳嗽声低，痰液稀薄，汗出畏风。舌淡，苔白，脉细弱。

3.肾气虚

气息短促，喘促日久，呼多吸少，动则喘甚，形瘦神疲，耳鸣，腰膝酸软。舌淡，苔薄白，脉细弱。

【治疗】

治法：补肺化痰，止哮平喘。

主穴：肺俞、定喘。

配穴：风寒外袭加风门；肺气虚加膏肓、太渊；肾气虚衰加肾俞、关元。

操作：艾炷灸，主穴每穴3~6壮，以局部皮肤充血、潮红为度，配穴灸10分钟左右。以上穴位也可以使用艾条灸，肺俞、定喘回旋灸或温和灸20分钟。每日1次，7~10次为1个疗程。

其他方法：天灸，穴位取定喘、肺俞，于每年的头伏、中伏、末伏进行灸治，取白芥子、细辛、甘遂等药适量，研成细末，用姜汁调和成糊状，贴敷于穴位2~4小时，以局部皮肤灼热疼痛为度。

【医案】

患者，女，48岁。患者近3年间断发作喘息，喉中哮鸣，近1周因天气寒冷，感寒后发作2次，持续约半小时，可自行缓解。刻症：形寒怕冷，神疲乏力，动则汗出。舌质淡，苔白，脉细弱。诊断为哮喘之肺气虚证。治疗用温和灸，穴取肺俞、定喘，每次20分钟，每日1次，灸治2周。治疗期间未再发作。为巩固疗效，继续治疗2周后停止治疗，随访3个月未复发，为预防发作，嘱患者可于每年的三伏天进行三伏灸治疗。

按：患者体质虚寒，每遇感寒发作哮喘，平素乏力畏寒，动则汗出，结合舌脉考虑肺气虚。取肺俞、定喘温和灸，补肺益气，定喘止哮，能提高机体免疫力与抗病能力。

尿潴留

尿潴留属中医学"癃闭"范畴，是以排尿困难，少腹胀痛，甚至小便闭塞不通为主的疾病。癃是指小便不利，点滴而出；闭是指小便不通，欲解不得。癃和闭虽然有区别，但只是程度上的不同，统称为癃闭。多见于老年男性、产后女性及手术后患者。相当于西医的尿潴留。

【辨证】

1.肾气亏虚

小便不通，排出无力，腰膝酸软，精神不振。舌淡，苔白，脉沉细弱。

2.脾虚气陷

小便不通，排出无力，气短纳差，小腹坠胀。舌淡，脉弱。

【治疗】

治法：温补脾肾，化气行水。

主穴：关元、中极、脾俞、三焦俞。

配穴：肾气亏虚加肾俞，脾虚气陷加足三里。

操作：关元、中极温和灸或回旋灸15~20分钟，脾俞、三焦俞麦粒灸5~7壮。肾气亏虚加用肾俞温灸器灸15~20分钟或麦粒灸7壮，脾虚气陷加用足三里温和灸15分钟。7~10天为1个疗程。

其他方法：神阙隔盐灸，将食盐炒黄冷却后填于神阙，上置葱饼（葱白捣成泥状，压成厚约0.3cm的饼状），然后将大艾炷放在葱饼上，点燃施灸，皮肤有灼热感时更换艾炷，大艾炷灸7壮，直至腹部温热感。

【医案】

患者，女，40岁。患者2周前于肿瘤医院行子宫内膜癌子宫全切术，术后留置导尿，就诊当日拔尿管，测残余尿200ml，无发热，无腹痛，腹胀，纳差，小便量可，大便无力，时有便意。舌淡，苔白，脉无力。诊断为癃闭之脾虚气陷证。治疗用温和灸中极、关元、三焦俞、足三里，每天20分钟，灸治3次后自觉腹部温热感，有尿意，治疗10天后测残余尿120ml，有饥饿感，腹胀消失，大便每天2次，治疗20天后拔除尿管。

按：患者术后饮食不足，脾胃气虚，清阳不升，浊阴不降，气化无权，则生癃闭。中极为膀胱募穴，可疏通膀胱，促进气化，通利小便；关元乃任脉与足三阴经交会穴，可温补下元，鼓舞膀胱气化；三焦俞通调三焦气机；足三里为足阳明胃经合穴，可健脾和胃，调和气血。诸穴合用，共同起到益气健脾，启闭通便的功效。

【注意事项】

尿潴留患者常伴有精神紧张，在治疗的同时，应解除精神紧张，必要时可自行做提肛等功能锻炼。

尿失禁

尿失禁是指患者在清醒的状态下小便不能控制而自行流出，或因咳嗽、喷嚏、行走、直立、用力、情绪变化或听到滴水声时小便自行流出的一种疾病。本病属于中医学"小便不禁"范畴，多由劳伤、忧思、疲劳、病后气虚、老年肾亏等，使下元不固、膀胱失约所致，可分为充溢性尿失禁、无阻力性尿失禁、反射性尿失禁、急迫性尿失禁及压力性尿失禁五类。

【辨证】

1.肾气不固

小便不禁，尿液清长，腰膝酸软，精神不振，畏寒乏力。舌淡，苔薄，脉沉细无力。

2.肺脾气虚

尿急、尿频，时有尿自遗，甚至咳嗽、喷嚏时出现，小腹坠胀。舌淡，脉弱。

【治疗】

治法：补肾健脾固本。

主穴：中极、膀胱俞、肾俞。

配穴：肾气不固加关元、命门，肺脾气虚加肺俞、脾俞、足三里。

操作：中极、膀胱俞、肾俞温和灸或回旋灸10~15分钟。7~10天为1个疗程。

其他方法：麦粒灸，选取肾俞、膀胱俞、脾俞、足三里，做好记号。常规消毒后将艾绒制成麦粒大小放置于穴位之上，反复施灸5~7壮，最后1壮燃尽后轻按烟灰覆盖穴位。

【医案】

患者，男，65岁。卒中后遗症1年，经针刺、药物治疗后，右侧肢体功能有所恢复，可搀扶下行走，但小便失禁，伴腰部酸痛，无力。舌淡，苔薄白，脉沉细。诊断：尿失禁之肾气不固证，给予中极、关元温和灸15分钟，肾俞、膀胱俞温和灸15分钟，治疗2周后，小便失禁明显减轻。

按：患者久病体虚，可致肾气不足。中极、膀胱俞为俞募配穴法，可调理膀胱气机，增强膀胱对尿液的约束能力，肾俞补肾固涩，关元补肾固本，诸穴合用，疗效增强。

【注意事项】

嘱患者加强锻炼，增强体质，经常做收腹、提肛练习。

外科病

痔疮

直肠下段黏膜和肛管皮肤下的静脉丛瘀血、扩张和屈曲所形成的柔软静脉团都称为"痔"。因痔核常出现肿痛、瘙痒、流水、出血等症，统称为痔疮，是最常见的肛肠疾病。临床分为内痔、外痔、混合痔。

【辨证】

脾虚气陷

便时肛内有肿物脱出，不能自行还纳，便血色淡，肛门下坠，少气懒言，面色少华，纳少便溏。舌淡，苔白，脉细弱。

【治疗】

治法：健脾益气，升阳举陷。

主穴：百会、长强、二白、大肠俞、命门。

配穴：可配伍脾俞、神阙加强补中益气、升阳固脱的功效。出血明显者配伍孔最。

操作：百会雀啄灸或回旋灸10~15分钟，二白、长强温和灸10~15分钟，命门、大肠俞温和灸15分钟或小艾炷7壮施灸。5~7天为1个疗程。

其他方法：隔药灸，取八髎穴，用梅花针在八髎穴处轻轻叩打，使局部充血潮红，将丁桂散（丁香、肉桂）药粉布满八髎穴，然后用艾条悬灸，每次10~15分钟，隔日1次。

【医案】

患者，女，65岁。长期卧床，面色少华，纳少，气短懒言，便时自觉肛门坠胀，大便带血，色淡红。舌淡，苔白，脉细弱。诊断：痔疮之脾虚气陷证，给予百会、长强、大肠俞、神阙、足三里温和灸治疗，每次15分钟，每日1次。5次后便血减少，肛门坠胀感减轻，后继续治疗症状明显缓解。

按：患者身体素弱，脾虚气亏，不能统血，血不循经而溢于脉外，则大便带血，脾虚下陷，则肛门坠胀，脾虚运化失常，则纳少，脾虚则气血无以荣养肌肤，故见面色少华，舌淡、苔白、脉弱为脾气亏虚之象。百会属于督脉，位于巅顶，可以升举下陷之气，神阙、足三里补中益气、升阳固脱，诸穴合用可起到健脾益气，升阳举陷的功效，疾病得到缓解。

【注意事项】

1.养成定时排便的习惯，保持大便通畅。

2.多食新鲜水果蔬菜，忌食辛辣刺激性食物。

3.多做提肛运动。

乳腺增生

乳腺增生是以乳房疼痛、肿块为主要特点的良性增生性疾病。部分患者的病情与月经周期及情绪变化相关。本病好发于25~45岁的中青年女性，是临床上常见的乳房疾病。本病有一定的癌变风险，尤其是对于有乳腺癌家族史的患者，更应当引起重视。

【辨证】

冲任失调

多见于中年女性，乳房肿块和疼痛多与情绪相关或与月经有关，经前加重，经后缓解，伴腰酸，神疲乏力，月经失调，色淡量少。舌淡苔白，脉沉细。

【治疗】

治法：调理冲任，软坚散结。

主穴：膻中、乳根、天宗、阿是穴。

配穴：可加关元、三阴交、膈俞、肾俞补益肝肾、调理冲任。

操作：阿是穴、乳根、天宗温和灸或雀啄灸15~20分钟，以皮肤微发红为度。7~10天为1个疗程。

其他操作：麦粒灸，选取天宗、阿是穴、膈俞，做好记号。常规消毒后将艾绒制成麦粒大小放置于穴位之上，反复施灸5~7壮，最后1壮燃尽后轻按烟灰覆盖穴位。

【医案】

患者，女，40岁。双乳疼痛并发现肿块1年余，月经前疼痛加重，肿块增大，伴腰膝酸软，乏力，月经量少，色淡。舌淡，脉沉细。诊断：乳腺增生。冲脉失调，给予膻中、阿是穴、三阴交、关元温和灸治疗15分钟，每天1次，治疗7天后疼痛缓解。

按：膻中、阿是穴位于乳房局部，膻中为气会，灸之可以宽胸理气，消除患部气血的瘀阻。关元、三阴交可以补益肝肾、调理冲任。诸穴合用，共起软坚散结、调理冲任的功效。

【注意事项】

1.应保持心情舒畅，情绪稳定。

2.应适当控制脂肪类食物的摄入。

3.及时治疗月经失调等妇科及内分泌疾病。

4.对发病高危人群应定期检查。

脱肛

脱肛是直肠黏膜部分或全层脱出肛门之外，相当于西医的"直肠脱垂"。常见于小儿、老年人和多产妇女。其病因多为老年人气血虚衰、小儿气血未旺及女性生育过多，或久泻久痢之后，致使中气下陷，收摄无权所致。临床表现为初起大便时觉肛门坠胀，肠端脱垂于外，便后可自行还纳，如迁延失治或过劳则日趋加重，便后脱垂须用手推托方能复位。

【辨证】

1.脾虚气陷

脱肛遇劳则发，便时肛内肿物脱出，色淡红。伴有肛门坠胀，神疲倦怠，面色萎黄，食欲不振，头晕心悸。舌淡，苔白，脉细弱。

2.肾气不固

脱肛遇劳累即发或症状加重，肛内肿物脱出，肛门坠胀，肛门松弛，腰膝酸软，头晕耳鸣。舌淡，苔白，脉沉细。

【治疗】

治法：补中益气，培元固本。

主穴：百会、长强、大肠俞、上巨虚。

配穴：气虚者加神阙、气海，脾虚者加足三里、脾俞，肾虚者加肾俞、关元。

操作：医生左手分开患者头发以暴露穴位，右手持艾条在百会上行温和灸5分钟，后改用雀啄灸法，连续施灸15分钟，使局部皮肤红润并有灼热感，以不烫伤皮肤为原则。其余穴位艾条温和灸，每穴10~15分钟或小艾炷灸7壮。

其他方法：隔药饼灸，取蓖麻子适量去壳，将蓖麻仁捣烂如膏制饼贴于百会处，上置小艾炷点燃施灸，灸5~7壮，每日1次。

【医案】

患者，男，40岁。年幼时患痢疾，未能及时治疗，迁延不愈而致脱肛。今年来症状加重，大便时肛门脱出，便后不能自行收回，需手托方能还纳，便后肛门坠胀感。每日大便2~3次。舌淡，苔薄白，脉细弱。诊断：脱肛之脾虚气陷证。取长强、百会、大肠俞、神阙、气海、足三里，艾条温和灸15分钟，连续治疗5次后，肛门下坠感减轻，继续原方案治疗。

按：患者久泻、久痢而致脾气亏虚，中气下陷，长强位于肛门附近，局部取穴增加肛门约束力。百会位于巅顶，可使阳气旺盛，有升阳举陷的功能。大肠俞为大肠的背俞穴，又隶属膀胱经，可调节、充实肠腑之气。加神阙、气海、足三里调补脾胃、益气固摄。诸穴合用，增强疗效。

【注意事项】

1.治疗期间清淡饮食，避免辛辣刺激性食物。
2.积极治疗原发病，配合腹肌功能锻炼，做提肛练习。

骨科病

背肌筋膜炎

背肌筋膜炎是指因寒冷、潮湿、慢性劳损而使背部肌筋膜及肌组织发生水肿、渗出及肌纤维变化而出现的背部疼痛等一系列临床症状。好发于颈肩、腰背部，相当于中医的"痹病"。

【辨证】

1.肝肾两虚

痹证日久不愈，腰背酸痛，劳累后加重或畏寒肢冷，面色苍白，少气懒言，头晕耳鸣。舌淡，苔薄白，脉沉细。

2.风寒湿痹

腰背部疼痛，疼痛或呈游走性，痛无定处，或疼痛剧烈，遇寒加重，得热痛减，或重着不移，阴雨天加重或发作。

【治疗】

治法：通经活络止痛。

主穴：大椎、腰阳关、夹脊、阿是穴。

配穴：肝肾两虚加肾俞、命门、关元；风寒湿痹加风池、阳陵泉。

操作：主穴温和灸或回旋灸15~20分钟，肝肾两虚加肾俞、关元、命门温和灸或温灸器灸20分钟，7~10天为1个疗程。

其他操作：麦粒灸，选取夹脊、阿是穴、大椎、肾俞，做好记号。常规消毒后将艾绒制成麦粒大小放置于穴位之上，反复施灸5~7壮，穴位皮肤灼热感，最后1壮燃尽后轻按烟灰覆盖穴位。

【医案】

患者，女，50岁。腰背部疼痛多年，近半月劳累后症状加重，酸痛无力，乏力，伴头晕耳鸣，畏寒肢冷，无活动受限。舌淡，苔白，脉沉。诊断：痹证之肝肾两虚证。治疗用直接灸法，穴选用腰阳关、大椎、肾俞、阿是穴，每穴麦粒灸7壮，局部皮肤灼热感。治疗3次后，疼痛明显缓解，继续治疗2周后疼痛消失。

按：患者病程久，日久耗伤气血，损及肝肾，肝肾不足，肢体筋脉失养，不荣而发为疼痛。肾主骨，肾俞可壮腰益肾；腰阳关补肾强腰脊；大椎为诸阳之会，能激发诸阳经经气，通经活络；局部阿是穴疏通局部经脉气血，通经止痛。诸穴合用滋补肝肾，通经活络止痛。

【注意事项】

1.不要长时间保持同一姿势，不要过度劳累，注意劳逸结合。

2.体育锻炼应循序渐进，减少对背部的冲击性活动。

3.注意保暖。避免睡软床，应选择硬板床。

足跟痛

足跟痛是急性或慢性损伤引起的足跟部疼痛。症状简单，但病因复杂，且多缠绵难愈。站立或走路时足跟及足底疼痛，不敢着地。疼痛可向前扩散到前脚掌，运动及行走后疼痛加重，休息后缓解。

【辨证】

肝肾不足

足跟痛，劳累、站立后症状明显，休息后减轻。

【治疗】

治法：疏经通络止痛。

主穴：悬钟、阿是穴。

配穴：肝肾不足可加肝俞、肾俞、复溜补益肝肾。

操作：温和灸或雀啄灸10~15分钟，以局部皮肤潮红为度。

其他操作：隔姜灸，取直径2~3cm，厚0.3~0.4cm的鲜生姜片，用针在其中央穿刺数孔，将姜片置于患处，再将艾炷放在姜片上点燃施灸。如患者感觉灼热不可忍受时，将姜片向上提起少许，以患者皮肤红润而不起泡为度，灸5~6壮。一次治疗时间约20分钟，每天1次，7天为1个疗程。

【医案】

患者，男，59岁。双足跟疼痛3年，压痛明显。诊断：足跟痛之肝肾不足证。取阿是穴隔姜灸，配合太溪、申脉、照海、仆参温和灸，每日1次，治疗5次后疼痛减轻。

按：太溪是足少阴经的原穴，足少阴经别入跟中，配照海强筋健骨、宣痹止痛；申脉、仆参位于足跟部，属于足太阳经，与肾相表里，能疏经通络止痛；悬钟为髓会，既可补髓壮骨，又可通经活络。

【注意事项】

1.注意休息，平时应穿软底鞋，或在鞋内放置海绵垫。
2.注意劳逸结合，避免风冷潮湿。

腰痛

腰痛是指腰骶部的急性或慢性疼痛，部位通常是指肋骨下缘与臀下皱褶间的疼痛，伴或不伴有下肢放射性疼痛。腰痛与感受外邪、跌仆损伤、劳欲太过等因素有关，其病理变化常表现出以肾虚为本，感受外邪，跌仆闪挫为标的特点。本病病位在腰，与肾及足太阳膀胱经、督脉等关系密切。腰痛多见于西医学的腰椎间盘退变、腰肌劳损、椎管狭窄等退行性病变及软组织劳损，也见于风湿病及部分腹腔、盆腔内脏病变等。

【辨证】

1.寒湿腰痛

腰部冷痛重着或有明显腰部受寒病史，静卧痛不减，遇阴雨天则加重。苔白腻，脉沉而迟缓。

2.瘀血腰痛

腰部刺痛，痛有定处，症轻者俯仰不便，重则不能转侧，痛处拒按，腰部有明显损伤或陈伤史。舌暗紫，或有瘀斑，脉涩。

3.肾阳虚腰痛

腰痛起病缓慢，隐隐作痛，遇劳更甚，卧则减轻，反复发作，兼面色㿠白，手足不温，少气乏力。舌淡，脉沉细。

【治疗】

治法：通经止痛。

主穴：阿是穴、肾俞。

配穴：寒湿腰痛加命门、腰阳关；瘀血腰痛加三阴交；肾虚腰痛加命门、关元。

操作：寒湿腰痛每穴隔姜灸5~7壮或选取2个穴位同时温灸盒灸20分钟；瘀血腰痛每穴雀啄灸15分钟；肾阳虚每穴附子饼灸5~7壮。7~10次为1个疗程。

其他方法：①麦粒灸：选取肾俞、大肠俞、阳陵泉、腰阳关、阿是穴，做好记号。常规消毒后将艾绒制成麦粒大小放置于穴位之上，每次选取2~4个穴位，反复施灸5~7壮，最后1壮燃尽后轻按烟灰覆盖穴位。②督脉灸：准备督灸粉（将肉桂、丁香、当归、杜仲、牛膝、桑寄生、川芎、红花等温补肾阳、活血化瘀止痛的中药打磨成细粉）、生姜1kg、艾绒150g。选取大椎至腰俞，均匀撒宽约1cm、厚度约1mm的督灸粉，以不被挤出水分的程度在上面洒上姜汁，再将纯棉薄布平铺于上，后将打碎好的姜泥沿着督脉平铺在纯棉薄布上，最后将艾绒铺于姜泥之上，大约厚2cm，同时点燃上中下三处艾绒，直至艾绒完全燃尽后，将艾灰压平，再放1壮艾绒，同前法点燃，直至艾绒完全燃灭。以上治疗每隔1周进行1次，6次为1个疗程。

【医案】

患者，女，38岁。腰痛1年余，加重1个月就诊。患者长期伏案工作，1年前腰痛反复发作，休息可缓解，1个月前劳累后腰痛加重，腰背酸困明显，乏力，喜卧，手足畏寒，纳眠可，二便调。舌淡苔薄白，脉沉细。诊断：肾阳虚腰痛。治疗用温和灸法，选取命门、腰阳关、太溪，每穴20分钟。隔日1次，治疗6次后腰痛及腰背酸困症状明显改善，后治疗调至1周2次，共治疗1个月，腰痛症状不明显，停止治疗，嘱适当锻炼。

按：患者长期伏案工作，气血流通不畅，致全身阳气不升，久而肾阳亏虚，引起腰痛，腰背酸痛，手足畏寒。命门是生命重要之门户，腰阳关是腰部阳气通行之处，两穴是温补肾阳之要穴，太溪是肾经原穴，益肾补虚之穴，故温和灸三穴可起到温肾阳，补肾气之功效。

【注意事项】

腰痛需鉴别，应排除骨折、肿瘤、肾结石等疾患。慢性腰痛疗程较长，如治疗1~2个疗程，症状加重或无明显改善者，需专科治疗。

肘痛

肘痛的中医病名是肘劳。肘劳是指肘部疼痛，伴有伸腕和前臂旋转功能障碍的慢性劳损性疾病。本病与慢性劳损有关，发病较缓慢，反复发作，一般无明显外伤史，属于中医学"伤筋"范畴。本病和职业密切相关，多见于木工、钳工、水电工、矿工和网球运动员等常常旋转前臂和屈伸肘关节的患者。病位在肘部手三阳经筋。肘劳多见于西医学的肱骨外上髁炎、肱骨内上髁炎和尺骨鹰嘴炎等疾病。

【辨经】

手三阳经筋肘劳均适合艾灸。

1.手阳明经筋

俗称"网球肘"，疼痛点在肘关节外上方。

2.手太阳经筋

俗称"高尔夫球肘",疼痛点在肘关节内下方。

3.手少阳经筋

俗称"学生肘",疼痛点在肘关节外部,肘尖周围。

【治疗】

治法:温通经络。

主穴:阿是穴。

配穴:手阳明经筋肘劳加曲池、手三里;手太阳经筋肘劳加小海;手少阳经筋肘劳加天井。

操作:温和灸或回旋灸,每次选取2~4个穴位,每穴灸10分钟,每日灸1次,7~10次为1个疗程。

其他方法:药线点灸,选择疼痛点和肿痛范围的5~7个阿是穴,采用经过多种壮药制备液浸泡加工制成的苎麻线药线,操作者用食指及拇指拿住药线的一端,线头外露1~2cm,线头点燃后直接点按于穴位上,火灭即起。每穴位灸3壮,隔天1次,3次后休息1天,共治疗2周。

【医案】

患者,男,50岁。右侧肘外侧疼痛1个月就诊。患者1个月前提重物后出现右侧肘外侧疼痛,托重物或拧毛巾时发作或加重,肘部发凉。检查右侧肱骨外上髁处压痛点最明显,X线片检查无异常,诊断为右侧阳明肘劳。治疗:阿是穴(1~2个)、曲池、手三里温针灸。穴位局部常规消毒,用直径0.3mm长40mm的不锈钢毫针,刺入穴位得气后留针,后在针柄处留置长2cm左右艾绒团或艾条,从其下端点燃,应距皮肤3~4cm,为防止落灰烧伤,应在皮肤上留置硬纸片。灸20分钟,隔日1次,治疗1周后右肘外侧疼痛明显减轻,3周后基本痊愈,肘部疼痛消失。

按:此例为提重物后引起肘部筋络损伤,使气血阻滞不畅,不通则痛。阿是穴、曲池、手三里皆为多气多血的阳明经穴,有活血化瘀,通经疏络之功。温针灸有使肘部温热深达肌腠而温通筋脉,活血止痛的功能,从而使阳明肘痛祛除。

腱鞘炎

腱鞘炎是因肌腱在腱鞘内较长时间过度摩擦或反复损伤后，腱鞘产生局部水肿、出血及无菌性炎性渗出，肌腱纤维化、鞘管壁变厚、肌腱局部变粗等造成管腔狭窄，阻碍肌腱在腱鞘内的正常滑动的疾病。本病属中医学"筋痹"或"伤筋"的范畴，病位在筋，属经筋病，多因劳损过度，或感受风、寒、湿邪，留于肌肤筋肉之间，使经络气血凝涩不通，经筋受损所致。腱鞘炎主要包括屈指肌腱狭窄性腱鞘炎、桡骨茎突狭窄性腱鞘炎。

【辨经】

腱鞘炎根据发病部位进行经络辨证，手阳明经筋和手三阴经筋均适合艾灸。

1.手阳明经筋

桡骨茎突处压痛，有时可触及硬结节，疼痛可向前臂及拇指放射，活动手腕及拇指时疼痛加重。

2.手三阴经筋

手掌部疼痛，起病初期在手指屈伸时产生弹响，故又称"扳机指"，患指屈伸活动障碍。手掌面患指掌骨头处有时可触及结节状物，手指屈伸时可感到结节状物滑动。严重时关节绞锁在屈曲或伸直位，关节不能伸直或屈曲。

【治疗】

治法：活血调筋，通络止痛。

主穴：阿是穴。

配穴：手阳明经筋腱鞘炎加列缺、阳溪；手三阴经筋腱鞘炎加相应的输穴。

操作：温和灸或回旋灸，每次选取2个穴位，每穴灸10分钟，每日灸1次，7~10次为1个疗程。

其他方法：隔姜灸，取直径2~3cm，厚0.3~0.4cm的鲜生姜片，用针在其中央穿刺数孔，将姜片置于患处，再将艾炷放在姜片上点燃施灸。如患者感觉灼热不可忍受时，将姜片向上提起少许，以患者皮肤红润而不起泡为度，灸5~6壮。一次治疗时间约20分钟，每天1次，7天为1个疗程。

【医案】

患者，女，57岁。双侧拇指掌指关节掌侧疼痛并向腕部放射，指关节屈伸不利3月余。曾局部封闭治疗3次，效果不佳，晨起加重。查拇指掌指关节掌侧压痛明显，组织增厚，皮下有豌豆大小的结节，触之有弹动感，屈伸受限，有弹响。诊断为屈指肌腱狭窄性腱鞘炎。选取阿是穴隔姜灸治疗，每次5壮，每日1次，共治疗14天后拇指掌侧疼痛消失，指关节活动自如。随访1年未复发。

按：此患者女性，考虑长期劳动后复感风寒湿邪阻滞经络，气血运行不畅，不通则痛。生姜味辛性温，隔姜灸阿是穴可温通经络、行气活血、祛湿逐寒、消肿散结。故用隔姜灸治疗该病效果显著。

【注意事项】

1.避免直接灸灼伤肌腱。
2.屈伸不利严重的患者应及时专科医院就诊。

肩周炎

肩关节周围炎是中医学的"漏肩风"。漏肩风是指以肩部酸重疼痛、肩关节活动障碍为主要表现的疾病。多发于40~60岁的中老年人，俗称"冻结肩""五十肩"。本病与风寒湿邪、劳损、外伤、年老体虚等病因相关。病位在肩部经筋，与手三阳、手太阴经密切相关。肩部经筋感受外邪，气血痹阻；或劳作过度、外伤，损及筋脉；或气血不足，筋脉失养，皆可使肩部经络不通或筋肉失于气血温煦和濡养而出现疼痛。本病的病理过程涉及肩关节囊和滑膜的炎症、纤维化、瘢痕形成和挛缩。

【辨证】

1.外邪侵袭

肩痛，肩部活动受限，有感受风寒史，遇风寒痛增，得温痛缓，畏风恶寒，或肩部有沉重感。舌质淡，苔薄白或腻，脉弦滑或弦紧。

2.气滞血瘀

肩部胀痛，疼痛拒按，夜间为甚，有肩部外伤或劳作过度史。舌质暗或有瘀斑，舌苔白或薄黄，脉弦或细涩。

3.气血虚弱

肩部酸痛为主,劳累后疼痛加重,伴头晕目眩,气短懒言,乏力。舌质淡,苔少或白,脉细弱或沉。

【辨经】

1.手阳明经证

疼痛以肩前外部为主。

2.手少阳经证

疼痛以肩外侧为主。

3.手太阳经证

疼痛以肩后部为主。

4.手太阴经证

疼痛以肩前部为主。

【治疗】

治法:温经活络,舒筋止痛。

主穴:肩髃、肩髎、阳陵泉。

配穴:外邪内侵加风门;气滞血瘀加膈俞;气血虚弱加足三里;手阳明经证加臂臑;手少阳经证加臑会;手太阳经证加天宗;手太阴经证加云门。

操作:病情属于慢性期、功能康复期用温和灸或回旋灸,属于急性期可用雀啄灸,每穴10分钟,寒湿邪气较重患者可用隔姜灸,每穴灸5壮,隔日灸1次,7~10次为1个疗程。

其他方法:①火龙灸:羌活10g、桂枝15g、生麻黄10g、防风10g、白附片10g、川芎10g、细辛10g、干姜5g、乳香10g、没药10g研为细末,制成药饼。患者取坐位,头偏向健侧,充分暴露施灸部位,将药饼敷于肩关节周围疼痛部位,其上覆盖湿毛巾(面积略小于药饼),周围皮肤用毛巾遮盖,以防烫伤。后在药饼部位毛巾上均匀滴洒20ml左右乙醇后点燃施灸,待患者感觉皮肤发烫时盖灭,直至患处温热感消退,再次滴洒乙醇点燃,如此反复3次。1次30分钟,每日1次,7次为1个疗程。②热敏灸:选取阿是穴、颈夹脊穴、风门、手三里、肩髃、肩髎、肩贞、肩前,用艾条距皮肤表面3cm左右高度,先施回旋灸，以患者感觉施灸部位温暖舒适为度，再施雀啄灸，以患者感觉施灸部位有波浪样温热感为度，继而施温和灸，以患者局部无灼痛感为度。当这些穴位出现热敏灸感，对上述热敏部位施灸，回旋灸、雀啄灸、温和灸三种手法依次施行，每种手法操作1分钟，反复2~3遍，以灸至皮肤潮红为度。每周3次，4周为1疗程。

【医案】

患者，女，70岁。左侧肩部疼痛伴活动受限1年余。患者1年前受风寒后出现左侧肩部广泛疼痛，逐渐发展为左肩部外展、后伸活动受限，劳累后疼痛加重，畏寒。舌淡，苔薄白，脉沉。诊断为漏肩风之气虚血瘀证。选取肩髃、肩髎、天宗、2~3个阿是穴温针灸治疗，足三里温和灸，每次治疗20分钟，隔日治疗1次。治疗2周后肩部疼痛减轻，治疗4周后肩部疼痛明显减轻，功能受限改善，后发现每遇寒冷天气出现疼痛，嘱其在家自行温和灸肩髃、肩髎各15分钟，一周2次。

按：此患者为老年女性，感受风寒邪气侵袭肩部经筋，阻滞肩部气血运行，不通则痛，患病时间久，加上年老，气血不足，筋脉失养，引起疼痛及功能受限。温针灸肩髃、肩髎、天宗、阿是穴，足三里温和灸，可温通经络、活血止痛、祛寒益气。

【注意事项】

本病需与肩袖损伤鉴别，不能盲目功能锻炼。

颈椎病

颈椎病是中医学的"颈痹"，颈痹是颈肩部疼痛、僵硬、麻木、颈部活动受限的疾病。本病与伏案久坐、外邪侵袭、劳损过度、年老体虚等因素有关。病位在颈部筋骨，与督脉、手足太阳、少阳经脉关系密切。基本病机是筋骨受损，经络气血阻滞不通。颈椎病涉及颈椎间盘退行性改变、膨出、突出，颈椎骨质增生，韧带增厚、变性、钙化，刺激或压迫周围的神经、血管、脊髓、肌肉等组织。

【辨证】

1.外邪侵袭

颈项部疼痛，有感受风寒史，遇风寒痛增，得温痛缓，畏风恶寒。舌质淡，苔薄白或腻，脉弦滑或弦紧。

2.气滞血瘀

颈项部疼痛，痛如针刺，有外伤或劳作过度史。舌质暗或有瘀斑，舌苔白或薄黄，脉弦或细涩。

3.肝肾不足

颈肩部酸痛，劳累后疼痛加重，伴头晕乏力。舌质淡，苔少或白，脉细弱或沉。

【治疗】

治法：温经止痛。

主穴：大椎、肩井、阿是穴。

配穴：外邪内侵加风门；气滞血瘀加膈俞；肝肾不足加肾俞、肝俞。

操作：温和灸或回旋灸，每穴10分钟，隔日灸1次，7~10次为1个疗程。

其他方法：①药线点灸：取天柱（双侧）、肩井（患侧）、至阳（患侧）、后溪（患侧）、束骨（患侧）。患者取侧卧位，穴位常规消毒后，点燃药线露出线端，将炭火星线端对准穴位，顺应腕和拇指屈曲动作，将有火星线头直接点按于穴位上，一按火灭即起为1壮，每穴点灸3壮即可。隔日1次，共治疗2周。②直接灸：取百会、大椎，采用直接非瘢痕灸法，先在两穴涂上少许万花油，再放艾炷点燃，局部皮肤有灼热痛感时，用镊子将其拿掉，每穴各灸7壮，隔天1次，5次为1个疗程。

【医案】

患者，女，46岁。颈项部僵硬、疼痛2周就诊。患者长期伏案工作，2周前出现颈项部僵硬、疼痛，颈项部肌肉可触及条索状物，失眠，脾气急躁。舌质红、苔少，脉细。CT结果显示第3~5颈椎后缘骨质增生，颈椎呈反弓状。诊断为颈痹肝肾阴虚。治疗用直接灸（非瘢痕灸），穴取百会、大椎、肾俞、阿是穴，隔日1次，每穴7壮。10日后颈项部僵硬、疼痛、失眠症状明显好转。

按：本患者长期伏案工作，致颈部经脉、肌肉失养，不荣则痛。百会是手、足三阳经与督脉之交会穴，大椎为六阳之会，灸二穴可激发督脉之气血运行畅通，灸肾俞补益肝肾，直接灸条索处，改善病变局部血脉运行，缓解痉挛。

【注意事项】

脊髓型颈椎病建议专科诊治。

膝骨关节炎

膝骨关节炎是以膝关节软骨出现原发性或继发性的退行性改变为核心，并伴有关节软骨面反应性增生，骨刺形成，从而产生疼痛及影响膝关节功能的一种退行性疾病。本病属中医学"膝痹"范畴，多发于中老年，因肝肾亏虚、慢性劳损、筋骨损伤、正气不足时，复感风寒湿邪，侵袭膝部，致气血运行不畅，久之闭阻经络，痰瘀互阻膝部所致。

【辨证】

1.行痹（风邪）

膝部酸痛，痛无定处，或有恶风发热。舌淡，苔薄白，脉浮。

2.痛痹（寒邪）

膝部疼痛剧烈，痛有定处，遇寒痛剧。苔薄白，脉弦紧。

3.着痹（湿邪）

膝部重痛、胀痛。苔白腻，脉濡缓。

4.痰瘀互阻

膝部疼痛时轻时重，关节肿大，甚至畸形，屈伸不利。舌暗，苔白腻，脉细涩。

5.肝肾亏虚

膝部疼痛，酸软无力，屈伸不利，劳累后加重，伴头晕乏力。舌质淡，苔少或白，脉细弱或沉。

【治疗】

治法：柔筋壮骨，通络止痛。
主穴：膝眼、阳陵泉、阿是穴。

配穴：行痹加风门、血海；痛痹加关元；着痹加阴陵泉；痰瘀互阻加阴陵泉、血海；肝肾亏虚加肝俞、肾俞。

操作：主穴同时温灸盒灸20分钟，余穴温和灸或回旋灸，每穴10分钟，隔日灸1次，7~10次为1个疗程。

其他方法：①附子饼灸：生附子打粉，加压蒸制3小时，以黄酒调和作饼，制成直径为3cm、厚约0.5cm的饼状、中间针刺数孔，放置于双膝眼、阳陵泉、血海、阿是穴，灸5壮，使皮肤红晕而不起泡为度。每日1次，7~10次为1个疗程。②雷火灸：艾绒、人工麝香、乳香、羌活、木香、茵陈、干姜、沉香、柏树茎。穴位：血海、梁丘、内膝眼、阳陵泉、阿是穴。点燃雷火灸条一端，固定于雷火灸盒内，使其距离皮肤2~3cm，将雷火灸对准相应穴位，以松紧带固定于患侧膝部，每穴施灸20分钟，以患者局部皮肤发红、有温热感为度。每日1次，7次为1个疗程。

【医案】

患者，男，60岁。双膝关节疼痛3年余。患者3年前过度运动后出现双膝关节疼痛，休息或贴膏药可缓解，劳累或受风寒后双膝关节疼痛明显，无明显屈伸不利，腰酸。舌淡，苔白，脉沉滑。诊断：膝痹之肝肾亏虚证。选穴：1组为肾俞、肝俞，2组为双膝眼、阴陵泉、阳陵泉。温灸盒灸20分钟，隔日换组灸1次，治疗10次后，双膝关节疼痛明显缓解，嘱咐三伏天和三九天再施灸，以预防疾病。

按：患者患有膝痹之肝肾亏虚证，选取局部腧穴膝眼以疏通膝部气血；筋会阳陵泉和脾经合穴阴陵泉以柔筋壮骨、健脾利湿；背俞穴肾俞、肝俞以滋补肝肾，诸穴温灸盒灸可温通经脉，标本兼治，治疗疾病。

妇产科病

月经不调

月经不调是指月经的周期、经色、经量、经质等发生异常的症状。本病主要包括月经先期、月经后期、月经先后无定期。月经先期表现：月经周期提前 7 天以上，连续出现 2 个月经周期以上。月经后期表现：月经周期推迟 7 天以上，连续出现 2 个月经周期以上。月经先后无定期表现：月经周期或提前或推后 7 天以上，连续出现 3 个月经周期以上。其发生与感受寒邪、饮食伤脾或情志不畅等因素有关。病位在胞宫，与任脉、冲脉及肝、脾、肾关系密切。月经先期多由气虚或血热所致；月经后期多由血虚、血寒和气滞所致；月经先后不定期多由肝郁或肾虚所致。三者的基本病机是脏腑失常，气血不和，冲任损伤。

【辨证】

按八纲辨证分析，月经不调可先鉴别阴阳。阴证包括寒证、虚寒证、气虚证、血虚证、寒凝气滞证。阴证可温和刺激，温度不宜过高。阳证可用灸之泻法。

1. 阴证

经色淡红，质地稀薄，或经色暗红伴有血块。畏寒肢冷，少腹冷痛，得热痛减，或小腹隐痛喜按。面色白，神疲乏力，少气懒言，自汗、便溏，小便清长。舌淡胖或有齿痕，脉沉紧或虚弱无力（沉、细、弱）等。

2. 阳证

经色深红，质地黏稠，或伴有血块。两胁肋胀满不适，乳房胀痛，烦躁易怒，口渴引饮，大便干，小便黄。舌红苔黄或苔少，脉滑数、细数或弦或涩。

【治疗】

治法：温经散寒、调气理血、补益脾肾、疏肝、固冲任。以冲、任脉及足三阴经为主。

主穴：阴交、神阙、关元、三阴交。

配穴：寒证加大椎；气滞加合谷、太冲；气血虚弱加血海、足三里；脾肾不足脾俞、肾俞。

操作：患者选择合适的体位，暴露施灸的穴位。将温灸器固定在穴位上，然后将点燃的艾条放入温灸器内进行灸治。或将艾条点燃，手持艾条，将点燃的艾条放在穴位皮肤上方，进行温和灸，每穴 15 分钟，每日或隔日 1 次，10 次为 1 个疗程。

其他方法：①壮医药线点灸：取下关元、肾俞、腰俞、三阴交、腰阳关、上髎、次髎、中髎、白环俞、气海、关元、中极、天枢、归来、行间、太冲、蠡沟、曲泉、地机、血海等穴。根据患者的寒热虚实，选用不同的点灸手法。②直接灸：取关元、气海、肾俞、足三里，肾俞、足三里双侧同取。用艾绒做成花生米大小的艾炷，直接放在穴位皮肤表面处，点燃施灸。当艾炷燃烧到接近皮肤，患者感觉灼痛时，迅速移开艾炷，换上新艾炷点燃继续施灸，以患者皮肤潮红不起疱为度。如此循环反复操作，每穴6壮，每周2次，间隔3天。月经间期进行治疗，月经期暂停治疗，连续治疗4个月经周期。

【医案】

刘某，女，27岁，已婚，公司职员。患者长期月经不调，经乱4年余。每次月经量少，行经不畅，经色黑，兼有少腹冷痛，得温痛减。舌淡苔白，脉沉紧。予上述直接灸法。取穴：阴交、关元、气海。连续灸治2个月经周期之后，患者自觉少腹有暖流经过，手足寒冷逐渐减轻。至第3个疗程开始，自诉月经量可，日期较准时。

按：患者为月经不调中的月经先后无定期，又称经乱，属阴证，寒客胞宫导致冲任二脉寒凝气滞。选阴交、关元、气海三穴。阴交居于前正中线上，脐下一寸，任脉、冲脉与足少阴肾经的交会穴，可益肾固冲任调经血。关元、气海补益阳气。诸穴合用，可奏益气温阳，调冲任之效。

痛经

凡在行经期间或经行前后出现周期性小腹疼痛或痛引腰骶，甚至剧痛晕厥者，称为痛经。其发生与外受寒邪、饮食生冷、情志不调、禀赋虚弱、气血亏虚等因素有关。其病位在胞宫，与肝、肾及冲任二脉相关。基本病机是冲任瘀阻，不通则痛，或冲任虚损，不荣则痛。

【辨证】

阴证
月经后期小腹隐隐坠痛，按则痛减，月经量少、色淡、质地清稀，面色发白，少气懒言，健忘失眠。月经前或行经时小腹冷痛，得热痛减，经量少，经色暗黑，甚有血块，四肢手足欠温。舌淡苔薄或白腻，脉沉滑或弦或沉细无力。

【治疗】

阴证可用灸补之法，温度不宜过高。

治法：调经止痛。

主穴：地机、关元、三阴交。

配穴：疼痛拒按加合谷、中极；腹痛剧烈加次髎；乳房胀痛加归来、太冲。

操作：将艾条点燃，手持艾条，将点燃的艾条放在穴位皮肤上方，进行温和灸。每次共30~60分钟，每日或隔日1次，10次为1个疗程。亦可进行隔姜灸。

其他方法：①壮医药线点灸：气海、中极、承山、三阴交、迎香、次髎、气海俞、中极、曲骨、气穴、大赫、合谷、曲泉、公孙、地机，阴证加下关元、命门、血海、足三里。在下腹疼痛出现时开始施灸，每日1次，至疼痛消失。②岳氏任脉火龙灸：取腹部任脉循行线。患者平卧，暴露腹部，于任脉腹部的体表循行部位铺上温热的姜汁棉布或纱布块，布上铺以碎姜蓉，覆盖单层干毛巾，其上再铺一层湿毛巾，循经脉铺艾绒。用50ml注射器吸取95%乙醇进行喷洒，在艾绒两端处点火。灸治时患者不可随意移动身体。如温度过热，医者可另取湿毛巾铺盖灭火，随后掀起毛巾，循经按摩。待毛巾没有温热感后准备下一壮，如此反复。每次5壮，经前1周开始治疗，每日1次，连续治疗3个月经周期。③斑蝥、白芥子发泡灸：取关元、中极，用斑蝥、白芥子各20g，研极细末，以50%二甲基亚砜调成软膏。取麦粒大小放置于医用胶布上（注意询问患者对胶布是否过敏），贴于关元或中极，两穴交替使用。一般贴3小时揭去药膏，出现水泡。水泡不应挑破，让其自然吸收结痂。3~5天后，痂皮自行脱落。每次经前5天贴第1次，月经第1天或开始腹痛时贴第2次。2个月经周期为1个疗程。注意事项：糖尿病患者应避免使用发泡灸。斑蝥有剧毒，禁止口服，敷药时严防误入口、眼。皮肤过敏、皮肤溃疡、肝肾功能不全及体弱者禁用。

【医案】

青某，女，19岁。患者行经时小腹疼3年，加重1天。每次行经第1天少腹疼痛剧烈，经量少，色黑，伴有血块，外敷热水袋后痛减。舌淡暗，苔白有瘀斑，脉弦。予以上述温和灸疗法。取穴：关元、地机、三阴交。共施灸40分钟后疼痛缓解。

按：本案患者为青年女性，根据症状及舌脉可辨为阴证，寒凝气滞。取关元，一是直灸患部，让瘀血得温而散，二是用任脉之关元，调任脉气血，除胞宫之寒。地机、三阴交调肝、脾、肾三经，温化寒凝，寒气散则经脉通，经脉通则痛减。

【注意事项】

注意提前和即将进行直接灸或发疱灸的患者进行沟通，皮肤起疱后进行常规处理即可。

经闭

经闭又称闭经，是指女子年逾16周岁，月经尚未来潮，或月经来潮后又中断6个月以上的病症。本病多因先天禀赋不足、肾气不充，或久病大病，耗伤气血，或多产堕胎，血海亏虚，或因感受寒邪、嗜食冷饮，或七情所伤，气滞血瘀所致。病位在胞宫，与肝、脾、肾关系密切。基本病机是气血不足，无血以下而致血枯经闭，或寒邪阻滞，气滞血瘀，胞脉闭阻而经闭。

【辨证】

1.血枯经闭

月经逾龄未来，或虽已行经，但月经经量逐渐减少，渐至停经，或发育欠佳，体质虚弱，有出血史，经量少，色淡，伴有头晕目眩、心悸气短、神疲乏力，食欲不振。舌淡苔薄，脉细。或头晕耳鸣，腰膝酸软，口干咽燥，五心烦热，盗汗潮热。舌红苔少，脉弦细。

2.血滞经闭

经量少，色淡，小腹冷痛，形寒肢冷，喜温喜暖。舌暗苔白，脉沉迟。或兼有乳房胀痛，少腹胀痛拒按。舌紫暗有瘀斑，脉弦涩。

【治疗】

1.血枯经闭

治法：调补冲任，养血益精。

主穴：取任脉及足太阴、足阳明经穴为主，关元、足三里、三阴交、归来、脾俞。

配穴：气虚加气海；肾虚加肾俞。

操作：温和灸或温针灸均可。每日1次，10次为1个疗程。

其他方法：壮医药线点灸，取关元、归来、脾俞、足三里。气血亏虚加气海、胃俞；肝肾不足加肝俞、肾俞。每穴点灸1~2壮，每日点灸1~2次，10天为1个疗程。

2.血滞经闭

治法：行气、活血、通经。

主穴：取任脉、足厥阴、足太阴经穴为主，中极、三阴交、血海、归来、太冲。

配穴：气滞加合谷；痰浊阻滞加阴陵泉、丰隆；血瘀配膈俞。

操作：温和灸、隔物灸、温针灸均可。每日1次，10次为1个疗程。

其他方法：①壮医药线点灸，取中极、归来、三阴交、合谷。气滞血瘀加血海。太冲；痰湿阻滞加阴陵泉、丰隆；寒邪凝滞加命门、神阙。每穴点灸1~2壮，每日点灸1~2次，10天为1个疗程。②王氏督灸（隔物灸）：取督脉大椎至腰俞。先制备督灸粉：熟地黄、枸杞、菟丝子、淫羊藿、杜仲、黄芪、白术、川芎、冰片等益气温阳补肾的中药混合、打粉。将桑皮纸切成宽10cm，长40cm的长方形。取生姜约1.5kg，制成姜泥，去汁。将艾绒搓成长约6cm，直径1cm的艾炷。患者裸背俯卧，先用75%乙醇消毒施术部位，并沿脊柱正中及两侧涂抹姜汁。沿脊柱正中洒督灸粉如线状，然后将桑皮纸覆盖在药粉的上面，正对督脉。把姜泥牢固地铺在桑皮纸中央，姜泥底宽3cm、高2.5cm，顶宽2.5cm，呈梯形，上面压一凹槽。将艾炷放在姜泥上边的凹槽中，将前、中、后的艾炷点燃，燃尽为1壮，换上新艾炷继续灸，如此反复。灸3壮。取下姜泥，用毛巾擦去药粉。每次治疗约2小时，2周1次，3次为1个疗程。

【医案】

潘某，女，23岁。月经不调4年余，时有2~3月不来。本次月经已4月未来。纳可、二便调，有时胸闷不适。用药线点灸气海、中极、肾俞、三阴交、石门、归来、血海、期门等穴，每天点灸1次，治疗1周后月经来潮。连续治疗2个月经周期。随访3个月，月经周期正常。

按：患者为气滞血瘀所致的经闭，药线点灸气海、期门、血海行气活血，气海、中极、石门通调冲任，肾俞、三阴交、归来调理肝脾肾及气血，使之气行血行，月经如期而至。

崩漏

崩漏是指女子不在行经期间，阴道突然出血，暴下不止或淋漓不尽，前者称为崩，后者称为漏。本病多与阳气亏虚、饮食不节、劳倦忧思、房劳多产、七情内伤等有关。病位在胞宫，与冲、任二脉及肝、脾、肾关系密切。基本病机是各种原因导致的虚、热、瘀。脾气虚则固摄失司，肾气虚则失于封藏，热可迫血妄行，瘀而阻滞，血不归经。

【辨证】

根据症状，可辨虚实。

1.实证

经血量多势急，色红质地黏稠，舌红苔黄，脉数，为血热；经量有时多有时少，色暗，有血块，舌质暗，脉弦或涩，为血瘀；兼喜叹息，小腹胀痛，舌质紫苔薄，脉弦，为气机郁滞。

2.虚证

经血量少，淋漓难净，色淡质地稀薄，苔白，脉沉弱，为脾虚、血虚；兼腰膝酸软，形寒肢冷，舌淡，苔薄，脉沉细，为肾虚。

【治疗】

虚证适合灸治，若遇实证因失血过多出现危急情况时，可重灸隐白并采取其他救治措施。

治法：健脾补肾，固冲止血。

取穴：取任脉、足太阴、足阳明经穴为主，气海、三阴交、肾俞、足三里。

配穴：脾虚加脾俞、百会；肾虚加命门、太溪。

操作：温和灸、隔盐灸、隔药饼灸。每日1次，10次为1个疗程。

其他灸法：壮医药线点灸，实证取关元、三阴交、公孙、隐白。血热加中极、血海；湿热加中极、阴陵泉；气郁加膻中、太冲；血瘀加膈俞、血海。虚证取气海、足三里、地机、三阴交。脾虚加脾俞、胃俞；肾阳虚加肾俞、命门；肾阴虚加肾俞、太溪。每穴点灸1~2壮，每天1~2次，连续灸5天。

【医案】

陈某，女，19岁。时值月经来潮第5天。经乱1年，每次行经16天，面色苍白，气短乏力，不思饮食。舌淡胖苔白有齿痕，脉沉细。辨为崩漏之虚证，脾气虚，以健脾益气统血为法，予以温和灸气海、足三里、脾俞、胃俞。每天灸1次，每穴10分钟，连续灸至月经干净。治疗3个月经周期，随访月经正常。

按：本例为脾气不足，失于统摄出现的崩漏。气海为气之海，可益气固胞，调冲任。足三里、脾俞、胃俞三穴合用，善调补脾胃，补气摄血。

绝经前后诸症

绝经前后诸症是指女子在绝经期前后，出现月经紊乱或绝经，伴有明显不适，如潮热汗出、烦躁易怒、心悸失眠、眩晕耳鸣、腰背酸痛及情志不宁等症状的疾病。本病与先天禀赋不足、情志不畅、劳逸失度、经孕产乳等因素有关。病位在肾，可累及心、肝、脾等。基本病机是肾虚，冲任失调，阴阳失衡。

【辨证】

虚证为主。兼见虚实夹杂。

1.肾阴虚

绝经前后，月经紊乱，月经提前，量多或量少，经色鲜红，伴有头晕耳鸣，五心烦热，烘热汗出，或皮肤干燥、瘙痒，腰膝酸软，足跟疼痛，口干便结，尿少色黄。舌红苔少，脉细数。

2.肾阳虚

经量多，色暗，伴有精神不振，面色晦暗或四肢肿胀，腰背酸冷，小便清长，夜尿频数。舌淡，苔薄白，脉沉细。

3.阴阳俱虚

月经紊乱，头晕耳鸣，健忘，乍寒乍热，烘热汗出，腰背冷痛。舌淡苔薄，脉沉弱。

【治疗】

适合灸治的证型有阳虚证，阴阳俱虚证。

治法：滋补肝肾，调理冲任。

主穴：取任脉、足太阴经穴为主，气海、关元、三阴交、太溪。

配穴：肾阳虚配关元、命门；痰郁加中脘、丰隆；纳少便溏加足三里、阴陵泉。

操作：将艾条点燃，手持艾条，将点燃的艾条放在穴位皮肤上方，每日或隔日1次，10次为1个疗程。

其他治疗：壮医药线点灸，取心俞、肝俞、肾俞、关元、神门、三阴交、太溪。肾阴虚配四神聪、照海；肾阳虚配命门、大赫；肾阴阳俱虚配四神聪、心俞。辨病与辨证结合，每天点灸1次，每穴点灸1~2壮。10天为1个疗程。

【医案】

刘某，女，51岁，教师。诉近1年来月经逐渐紊乱，脾气暴躁易怒。面色无华，腰腿酸软，畏寒肢冷，不喜饮食，夜不能寐，时值夏日依旧身着厚衣。舌苔厚腻，脉细弦。予以小艾炷于命门施瘢痕灸1次。一个半月后，随着灸疮愈合，患者畏寒症状减轻，脾气较前和蔼。

按：本病诊断为肾阳不足，予以命门施灸，温肾助阳，阳得而寒去，阴阳平和，症状消失。

带下病

带下病是指女性带下增多，颜色、质地、气味发生异常的一种疾病。多由于外感湿邪、素体虚弱、劳倦或饮食不节等，导致脾虚，运化失职或肾虚蒸腾失司，痰湿阻滞气机，伤及任脉、带脉，带脉失约而引发本病。本病病位在胞宫，与带脉、任脉及脾、肾相关。

【辨证】

1.实证

带下量多，色黄或红，黏稠如涕如脓，有臭味，阴中瘙痒，小便短赤，身热。舌红苔黄，脉滑数为湿热下注。

2.虚证

带下色白，无臭味，质黏稠，无臭味，绵绵不断，面色萎黄，纳呆便溏，神疲乏力，舌淡，苔薄，脉细者为脾虚；带下清稀，色白，伴有腰酸冷痛，舌淡苔薄，脉沉细为肾虚。

【治疗】

虚证适合灸治。

治法：利湿化浊，固摄止带。

主穴：取任脉、足太阴经穴为主，中极、带脉、关元、白环俞、三阴交。

配穴：脾虚加足三里、丰隆、脾俞；肾虚加照海、肾俞。

操作：艾条点燃，手持艾条，将点燃的艾条置于穴位皮肤上方，进行温和灸。每日或隔日1次，10次为1个疗程。

其他灸法：壮医药线点灸，取下关元、带脉、中极、八髎、白环俞、阴陵泉。湿热下注配水道、三阴交；脾虚配脾俞、足三里；肾虚配肾俞、照海。每穴点灸1~2壮，每天点灸1次，10天为1个疗程。

【医案】

王某，女，46岁，工人。带下量多1年余，颜色白，质地清稀，伴腰酸，手脚冰凉，面色无华，少气懒言，乏力易疲倦，小便清长，夜尿3~4次。舌淡胖苔薄白，脉沉细。予以温和灸中极、带脉、关元、三阴交、足三里、照海。每日1次，每穴10分钟，连续灸10天为1个疗程。休息半月后，开始下1个疗程。治疗2个疗程，白带基本正常。

按：患者系脾肾阳虚之证，灸任脉的中极、关元及带脉，可以固摄止带。灸三阴交、足三里、照海温补脾肾。故能愈。

不孕症

婚后未避孕，配偶生殖功能正常，夫妻同居1年未受孕，称为原发性不孕。曾有过生育或流产后，无避孕措施，连续1年未再受孕，称为继发性不孕。本病与先天禀赋不足、房劳过度、反复流产、情志不畅、饮食所伤等因素有关。病位在胞宫，与冲任二脉及肝、脾、肾相关。因先天或后天肾虚，或肝气郁结，冲任血海空虚，不能摄精成孕，或痰湿、瘀血阻滞胞宫，胞脉不通而导致不孕。

【辨证】

1.实证

经乱，经来腹痛，行经不畅，量少色暗，有血块，伴经前乳房胀痛，烦躁易怒，舌红苔薄白，脉弦为肝气郁结；形体肥胖，经迟，伴血块，甚则闭经，带下量多，质地黏稠，胸胁胀满，舌淡胖，苔白腻，脉滑为痰瘀互结。

2.虚证

经迟，量少色淡，面色晦暗无光，性欲淡漠，小便清长，舌淡，苔白，脉沉细为肾虚。

【治疗】

虚证适合灸治。

治法：调理冲任，补肾助孕。

主穴：肾俞、太溪、关元、神阙、命门。

操作：艾条点燃，手持艾条，将点燃的艾条置于穴位皮肤上方，进行温和灸。或也可以选择隔附子饼灸，每次共30~60分钟，每日或隔日1次，10次为1个疗程。

其他灸法：①壮医药线点灸：实证取肝俞、归来、子宫、丰隆、三阴交。肝气郁结加曲泉、太冲；痰瘀互结加阴陵泉、膈俞。虚证取下关元、气海、归来、子宫、肾俞、三阴交。肾虚加太溪、命门。每天灸1次，每穴点灸1~2壮，疗程视具体情况而定。②热敏灸：取关元、腰阳关、子宫、次髎、三阴交、阴陵泉。用点燃的艾材悬灸热敏态腧穴，若热敏态腧穴出现透热、扩热、传热、局部不（微）热远部热，表面不（微）热深部热现象时，予以定点悬灸至感传现象消失。每日1次。

【医案】

邢某，女，38岁，职员。结婚7年未能有子。形体瘦弱，怕风怕冷，月经后期，经量稀少，颜色淡，腰背酸冷，容易疲倦，小便清长。舌淡苔白，脉细。予以隔药饼灸治疗。取穴方案：关元、神阙；命门。两种方案交替使用。将药饼放于穴位皮肤上，药饼表面放底面直径1cm，高2.5cm的艾炷，点燃后施灸，每次灸9壮，每日1次。10次为1个疗程。2个疗程间隔1周。连续6个疗程，怀上头胎。

按：患者为肾阳虚衰，冲任血海亏虚，故用隔药饼灸治。药饼采用温补脾肾之药材，通过艾灸的温阳作用于穴位。关元、神阙为任脉之穴，培补阳气，命门助肾阳。肾阳充则气血生，气血生旺而冲任固摄，故能有子。

胎位不正

指孕妇在妊娠28周后，产科检查时发现臀位、横位或斜位等异常胎位，常见于腹壁松弛的初产妇和经产妇，异常胎位不纠正可造成分娩困难，危害母婴健康。

胎儿在母体生长、发育及其运动全受母体气血支配，母体负重劳作伤肾、素体脾虚或久病损耗气血，出现气血虚弱；或者过食肥甘、情志不舒出现气滞血瘀均可导致胎体不能应时转为枕前位，出现胎位异常。

【辨证】

1.气血虚弱

妊娠28周后，胎位异常，伴见面色㿠白，少气懒言，食少便溏，气短心悸，头昏。舌淡，苔薄白，脉弱无力。

2.气滞血瘀

妊娠28周后，胎位异常，伴见情志抑郁或烦躁，纳呆嗳气，大便不调。苔薄白，脉弦或弦滑。

【治疗】

治法：调气安胎。

主穴：至阴。

配穴：气血虚弱配足三里、脾俞、肾俞；气血瘀滞配肝俞、足三里。

操作：各穴艾条灸，每次每穴约10分钟，以局部皮肤潮红，孕妇略有灼热感为度，每日1次。或黄豆大小艾炷灸治，每次10壮，每日1次，胎位转至正常即可。

其他方法：隔物灸，肾虚为主可在脾俞、肾俞置附子饼艾炷灸，脾虚为主可隔姜灸。

【医案】

张某，女，29岁。28周产检诊断为羊水过多，孕妇肢体浮肿，便溏。脉细滑，苔薄白，舌质齿痕明显。足三里隔姜灸，至阴黄豆大小艾炷灸，每日1次，五日后复查，浮肿稍退，胎儿转为头位。

按：至阴为足太阳膀胱经的井穴，与足少阴肾经相交接，肾为先天之本，主生殖，太阳与少阴相表里，从阳引阴，艾灸至阴可使气血充畅，命门真气调和，胎位转正，因此至阴为转胎要穴。该孕妇久坐伤脾，浮肿便溏，舌脉均表现为脾虚气血虚弱之证，足三里为实脾气、益气血生化之源要穴，两穴合用，益气养血理胎，胎位得以转正。

【注意事项】

1.每次灸治孕妇需排空小便，解松腰带，以利转位。

2.妊娠28~32周是转胎最佳时机，同时配合胸膝卧位，效果更佳。

3.因子宫畸形、骨盆狭窄、肿瘤，或胎儿自身因素所致胎位异常，或习惯性早产、妊娠毒血症的孕妇，不宜灸治。

缺乳

正常生理情况下，产妇产后2~3天胀痛明显，开始分泌乳汁。若产后数周仍然没有乳汁分泌或乳汁分泌甚少，不能满足婴儿需要，称之产后缺乳，亦称"乳少"。本病不仅可以出现于产后，在哺乳期亦可出现。

胎盘产生的多种激素的刺激是促使乳汁分泌的基础，婴儿的吸吮刺激则是保持不断分泌乳汁的关键。通常乳汁的分泌与产妇营养、休息、情绪以及健康状况密切相关。故产妇不按时哺乳或者作息不当导致的乳汁减少，纠正作息及规律哺乳后即乳汁充足不作病态论。另外月经复潮后乳汁减少，属于正常现象。

【辨证】

气血不足

产后没有乳汁分泌，或分泌量过少，或在产褥期、哺乳期乳汁正行之际，乳汁分泌减少或全无、清稀，乳房柔软无胀感，伴见面色㿠白，少气懒言，食少便溏。舌淡，苔薄白，脉虚细。

【治疗】

治法：调理气血，疏通乳络。

取穴：膻中、足三里、中脘。

操作：膻中向两侧乳房横刺后，用双孔灸盒置于膻中、中脘上行温灸器灸，每次每穴约10分钟，以局部皮肤潮红，产妇略有灼热感为度，每日1次。

其他方法：脐灸，取神阙。脐灸粉：人参、熟附子、续断、生龙骨、乳香、没药、王不留行等药物等量超微粉碎，密封备用。取面粉适量，以温开水调成面团，制成直径约1.5cm环形，其下放置一薄层脱脂棉，按压使其与面圈底座成一整体，备用。将面圈放置于肚脐上，脐灸粉均匀撒在中间孔，再向药粉上均匀洒水，使其湿润，最后在其上方放置艾炷点燃，燃烧3壮，热度以患者耐受为宜。隔日治疗1次，每周治疗3次。

【医案】

患者李某，29岁。主诉为产后15天，乳汁不足。患者于15天前顺产一女婴，现纯母乳喂养，乳汁稀少，无乳房胀疼，腰酸痛，乏力，偶感心悸，时有恶心，恶露量少，色淡，纳差，眠尚可，二便调。舌淡红，苔薄白，脉细弱。乳房触诊：双乳柔软，色可，无压痛，未触及肿块。中医诊断为"缺乳"，证属气血虚弱，予膻中横刺，中脘、膻中行温灸器灸，足三里温和灸，少泽点刺放血。7天后感乳房胀，乳汁增多，乏力减轻。现无腰腹不适，纳眠可，二便调。

舌淡红，苔薄白，脉细。

按：本案产妇表现为产后气血虚弱，乳汁化源不足，故乳汁稀少，乏力，偶感心悸，纳差。舌淡红，苔薄白，脉细弱。俱为气血虚弱之征象。但产后病的治疗，应根据亡血伤津，瘀血内阻，多虚多瘀的特点，补气养血固为重要，但同时也要注重行气通络，故膻中横刺合腑会中脘加灸益气养血，疏通乳络，足三里为胃之下合穴，乳腺为阳明经所过，温灸可生化气血达之乳络，少泽为生乳通乳要穴，点刺出血可行气通乳，该治疗补气不忘行气，故对气血虚弱缺乳疗效明显。

【注意事项】

1.哺乳期应心情舒畅、作息规律，掌握正确的哺乳方法。

2.针灸治疗缺乳效果较好，对乳汁排出不畅或者乳房胀痛者可配合手法排乳，防止发生乳痈。

子宫脱垂

指子宫从正常位置沿阴道下降，宫颈外口达坐骨上棘水平以下，甚至子宫全部脱出阴道口外，或阴道壁膨出。多由产伤未复、房劳多产、禀赋虚弱、年老多病或长期便秘等因素导致的气虚下陷，维系无力所致，亦有胞络损伤，湿热下注导致。

【辨证】

1.脾虚

子宫下移或脱出阴道口外，咳嗽、行走时加重，有下坠感，遇劳加重，小腹下坠，少气懒言，神疲乏力，带下色白，量多质稀。舌淡，苔薄白，脉虚细。

2.肾虚

子宫下移或脱出阴道口外，兼有腰膝酸软，头晕耳鸣，畏寒肢冷，小便频数而清。舌淡红，苔白，脉沉弱。

【治疗】

治法：补脾益肾，提升固脱。

主穴：百会、气海、关元、维道、子宫。

配穴：脾虚加脾俞、足三里；肾虚加肾俞、命门。

操作：诸穴均可艾条灸，腹部诸穴可温针灸，亦可针尖向耻骨联合方向斜刺后行温灸器灸，每次选取4个穴，每穴约灸10分钟，以局部皮肤潮红为度，隔日1次。百会不可直接灸。脾虚可隔姜灸，肾虚可隔附子饼灸。

【医案】

宋某，47岁，以咳嗽月余，耳鸣腹部坠胀多年就诊。一个月前出游后出现发热咳嗽，我院内科就诊服用中药后体温正常，查胸片为肺纤维化。现仍咳嗽、少量白痰，腹部坠胀及耳鸣加重。舌淡苔白边有齿痕，脉沉细。结合病史及四诊合参诊断：咳嗽；子宫脱垂；耳鸣。处方：①列缺、太渊、百会、气海、关元、维道、子宫。②百会、肺俞、肾俞、命门、风门。每次选一组穴，第①组患者取卧位，列缺、太渊针刺或皮内针，其余各穴温和灸。第②组俯卧位，背部腧穴隔物灸或温灸器灸，每次15分钟，隔1~2日1次。2次治疗后咳嗽减轻，四次后腹部坠胀感及耳鸣明显好转，为巩固疗效，嘱患者一周2次灸治，腹部及背部交替。2个月后患者诉无明显不适。

按：本例患者耳鸣及子宫脱垂多年，出游劳累久行后诸症加重并出现外感后咳嗽，出现肺肾两虚，肾虚为本，肺虚为标，故列缺、太渊、风门、肺俞针灸交替，行气止咳。腰腹诸穴培元固本，维系带脉，收摄胞宫。百会为督脉经穴，督脉为阳脉之海，且起于胞中，下出会阴，故百会是升阳举陷、固摄胞宫之要穴。本案针灸并施、标本同治，先病后病于一体，使病愈。

【注意事项】

1.针灸治疗Ⅰ、Ⅱ度子宫脱垂疗效较好，治疗期间应注意避免久立劳作，保持大便通畅，并经常进行提肛肌肉锻炼。

2.对重度子宫脱垂或保守治疗无效者，可根据年龄、生育要求及全身健康状况选择手术治疗。

儿科病

小儿遗尿

小儿遗尿是指3岁以上小儿不能从睡眠中醒来而反复发生无意识排尿行为，平均每周至少2次夜间不自主排尿，持续至少3个月的疾病。偶见疲劳或临睡前饮水过多而尿床者，不作病态。

遗尿的发生多与禀赋不足、久病体虚、习惯不良等因素导致的脏腑虚寒有关，如肾气不足，下元虚冷，膀胱约束无力，或上焦肺虚，中焦脾弱而成脾肺气虚，水道制约无权而致发生遗尿。临床所见虚寒者多，实热者少，也有肝经郁热，相火妄动，或寒热交杂而致遗尿者。

【辨证】

1. 肾气不足

小便清长而频数，面色㿠白，四肢欠温，智力迟钝，喜睡。舌淡，脉沉迟无力。

2. 脾肺气虚

尿频量少，精神倦怠，食欲不振，气短声怯，大便溏薄。舌淡，脉缓或沉细。

【治疗】

治法：健脾益肺，温肾固摄。

主穴：关元、中极、膀胱俞、次髎。

配穴：肾气不足加命门、肾俞；脾肺气虚加脾俞、肺俞或足三里、太渊。

操作：腹背部和四肢腧穴可根据体位交替使用，每次选取2~3个穴，每穴5分钟，温和灸和艾炷灸均可，四肢腧穴可麦粒灸，局部潮红温热为度，每日1次或隔日1次，小儿宜用温针灸，针刺时针尖斜向会阴使气至病所。

其他方法：神阙穴隔盐灸，细盐填满脐孔，盐上置一厚姜片，以防食盐遇火爆起烫伤，姜片上置中小艾炷，每次灸4~5壮，每日1次或隔日1次。

【医案】

王某，男，11岁。患儿自幼至今，每周3~4次遗尿，就诊于北京儿童医院，诊断为儿童单症状性夜遗尿，建议观察，家长未再重视。因学校组织露营来我科就诊。患者智力、体力发育正常，精神尚可，平素易感冒，尿频量少，纳差，便溏。舌淡，苔薄白，脉细而弱。患儿乃脾肺气虚，固摄无权所致。取穴气海、关元、中极，短针向下斜刺，覆以灸盒，太渊麦粒灸，足三里温针灸，每周2~3次，一周后遗尿即止，5次治疗后停灸观察，一月后随访，未见复发。

按：小儿之体，稚阴未长，稚阳未充，心肝有余，肺脾不足，肾气未充，故下元虚寒、肺脾气虚、肝经湿热者常致三焦气化不利、膀胱失于约束而成遗尿之病。该例儿童素体肺脾不足加之喂养不精出现遗尿，关元为任脉与足三阴经交会穴，培补下元，气海、足三里益气健脾，太渊为肺经原穴，中极为膀胱募穴，诸穴相配，可健脾益肺，下元充实，遗尿自止。

【注意事项】

1.针灸治疗遗尿的疗效与多种因素有关，如机体功能状态，头脑反应灵敏者疗效好。下午治疗，特别睡前用灸法效果好。

2.应给患儿解除心理负担和紧张情绪，避免精神刺激，严禁斥责体罚。

3.培养良好习惯，纠正贪玩，避免过度疲劳。晚间限制进水量，少进流质饮食，睡前排空小便，侧卧睡，在其经常尿床的钟点前唤醒起床小便。

小儿脑性瘫痪

小儿脑性瘫痪是指一组持续存在的导致活动受限的运动和姿势发育障碍症候群，这种症候群是由于发育中的胎儿或婴儿脑部受到非进行性损伤而引起的。脑性瘫痪的运动障碍常伴随感觉、认知、交流、感知，和/或行为障碍，和/或癫痫，和/或继发性肌肉骨骼障碍。

主要由先天不足、产伤或后天失养、病后失调，致使脑髓失充，五脏不足而发病。属中医儿科的"五软""五迟""胎弱""胎怯"等范畴。

【辨证】

1.肝肾不足

肢体瘫痪，手足不自主运动，语言不清，兼见筋骨痿弱，发育迟缓，站立、行走迟缓，目无神采，面色不华，疲倦喜卧，智力迟钝。舌质淡嫩，脉细弱。

2.心脾两虚

肢体瘫痪，筋肉痿软，头项无力，精神倦怠，智力不全，神情呆滞，语言发育迟缓，流涎不禁，食少，便溏。舌淡苔白，脉细弱。

3.痰瘀阻络

肢体瘫痪，语言不清，反应迟钝，失语，痴呆，手足软而不用，肢体麻木。舌淡紫或边有瘀点，苔黄腻，脉弦滑或涩。

【治疗】

治法：健脑益聪，化瘀通络。

主穴：百会、夹脊、大杼、心俞、膈俞、百会、足三里、手三里、神阙、关元。

配穴：肝肾不足加肝俞、肾俞；心脾两虚加脾俞、胃俞；痰瘀阻络加中脘、丰隆。

操作：据患儿所能，取仰卧位或俯卧位，诸穴交替使用。据患儿配合度以艾条灸、灸盒或灸筒灸治，以局部潮红为度，每次选取2~3个穴位，每穴灸5~10分钟，隔1~2日1次。

【医案】

罗某，男，4岁。母亲孕期健康状况良好，患儿出生体重3.5kg，产程窒息史，坐爬站行均迟，3岁之前无言语，语言理解力正常，手势交流为主，当地儿童医院诊断为手足徐动型脑瘫，重度构音障碍。现穿衣、如厕困难，言语不清，不成语句，咀嚼吸吮困难，不能自行进食，呼吸不稳，张口伸舌、流涎不禁，便溏。舌淡苔白，脉细弱。针刺廉泉、下关、颊车，风池向风府方向快速针刺，针刺后百会温和灸，身柱、心俞、脾俞、胃俞、肾俞以灸盒或灸筒灸，背部膀胱经行温和灸，局部皮肤潮红，触之局部皮肤温热即可。一周3次，同时配合康复科语言及肢体康复训练，3个月后患儿流涎明显减轻，呼吸较治疗前平稳，大便基本成形，言语较治疗前清晰，仍不成语句，咀嚼吸吮较前有力。

按：该患儿母体健康，有产程窒息史导致脑髓不充，脏腑不足。百会为督脉与足三阳经及肝经交会穴，又名三阳五会，督脉入络脑，脑为髓海，其气血输注出入上在百会下在风府，取百会疏通脑络、健脑益智为主穴，患儿手足蠕动属筋拘风动，肝主筋，肝胆表里，风池透刺风府和百会相配以奏养脑络、缓筋急之功。大杼为骨会，高居各脏腑俞穴之上，手足太阳少阳经交会穴，督脉的别络，灸之有通督壮骨之效；脾开窍于口，脾胃虚弱则咀嚼无力，流涎不止，张口伸舌，纳呆便溏，灸脾俞、胃俞或手足三里、腹部诸穴，可健脾胃、益气血、化痰湿，气血得以上充脑髓，诸症可缓。

【注意事项】

脑瘫是造成儿童严重身体残疾和功能障碍的首要原因，针灸治疗的同时要加强功能训练和智力培训等康复治疗。

男科病

不育症

夫妻婚后同居一年以上，有正常规律的性生活，未采用避孕措施，由男方原因引起的女方不能受孕，称为男性不育症。其发生多因先天不足、房事不节、情志失调或饮食所伤导致。

【辨证】

1. 肾气亏虚

久婚不育，性欲减退，射精无力，精少，活动力弱，兼腰膝酸软，畏寒肢冷，面色㿠白，小便清长。舌淡苔薄白，脉沉细。

2. 气血不足

久婚不育，性欲减退，射精无力，精少，活动力弱，兼神疲乏力，面色苍白，便溏纳呆。舌淡苔白，脉沉细无力。

【治疗】

治法：益肾健脾、益精填髓。

主穴：关元、气海、中极、肾俞、脾俞、志室。

配穴：肾气不足加命门、腰阳关；气血不足加中脘、足三里。

操作：两组穴位交替使用，腰腹穴位艾炷无瘢痕灸5壮，余穴艾条温和灸，每穴10分钟，局部潮红不灼伤。有条件者可温针灸。每日或隔日1次。

其他方法：①隔盐灸：药物和面搓条围成圆圈围脐，圈内置盐，然后行常规隔盐灸。②铺灸：腰骶部，从肾俞、命门至第五腰椎下区间的督脉及膀胱经第一侧线，及骶部八髎穴区；小腹部，从神阙到中极的任脉循行线区。药物：五子衍宗丸之药物研细末装瓶备用。方法：以棉签蘸少许姜汁涂抹在铺灸部位，将中药粉均匀撒在擦有姜汁的部位（厚度约为2mm）；然后将生姜泥制成长方形饼状体铺在药末之上，厚约1cm，长度和宽度宜恰好覆盖施术部位；将艾绒制成宽约3cm、高约2.5cm，截面为三角形的长条艾炷，铺在生姜泥饼中央，长度稍短于姜泥饼。在整条艾炷上角点燃，待患者有灼热感至难以忍受时，保留姜泥饼更换新艾炷，三壮后取掉艾炷及所有铺灸材料。1个月2次。

【医案】

田某，男，32岁。婚后4年不育，曾做2次试管婴儿未成。经专科检查精液常规：灰白色，量约3ml，成活率10%，活动力差，液化时间不正常。中医四诊：平时神疲喜卧，纳差，食后腹胀，时有便溏。舌淡胖，齿痕明显，苔薄，脉细。考虑为气血不足，生精乏源。以关元、气海、中极、中脘艾炷无瘢痕灸5壮，足三里温针灸，太冲、三阴交针刺，平补平泻，一周三次。1个月后复查精液常规：成活率30%，死精率50%，液化时间正常。患者诉治疗后腹胀明显减轻，偶有便溏，精神明显好转。舌淡苔薄有齿痕，脉细。继续治疗1个月，每周2~3次，复查精液常规：成活率60%，死精率10%，活动力一般，计数已经接近正常，无腹胀便溏。半年后回访配偶已孕2月。

按：不育之本在下元亏虚，本患虽证属脾胃亏虚，气血不足之证，究其根本为肾亏脾弱，应中下焦并治。任脉主胞胎，为阴经脉气之总汇，为诸阴之海，与诸三阴经交汇于中极、关元，灸之可补肾阳温脾阳，促男子藏精，益女子蓄血。气海为任脉腧穴，肓之原穴，为男子生气之海，元气之聚，生气之源，为下焦气会穴；中脘为腑之会穴、胃之募穴，中焦气会穴，中脘气海相配灸治，中下焦之气相得益彰。足三里为土经土穴可补中气健脾胃，强壮之要穴。三阴交太冲理气活血，使补而不壅滞，诸法合用，共奏先后天之功。

【注意事项】

治疗期间应分床就寝以保养肾气，调畅情志以提高疗效。

前列腺增生

前列腺增生是以排尿不畅、夜尿增多、尿频、排尿费力、尿线中断为主要临床表现的一种疾患，是引起中老年男性排尿障碍的良性疾病。相当于中医学中的"精癃"。发病率随年龄增长而显著提高，并呈进行性加重，40岁、60岁以及90岁以上人群发病率分别为8%、50%、80%。西医学中各种原因引起的尿潴留、不稳定性膀胱、尿道损伤等，都可以参考本病的辨证论治。

【辨证】

1.中气下陷

发展慢、病程长，排尿困难、无力，小便点滴而下，甚则点滴不出，伴有神疲乏力，倦怠，少气懒言，食欲不振。舌淡苔薄白，脉弱。

2.肾阳亏虚

进展慢、病程长，排尿无力，尿后点滴而出，夜尿多，伴有头晕耳鸣，腰酸倦怠。舌淡红苔薄白，脉细无力。

3.下焦瘀血

排尿艰涩难出，淋漓不畅，尿线变细，点滴而下，甚则不出，伴有会阴、少腹部胀满疼痛或刺痛，可见血尿。舌紫暗，舌有瘀痕或瘀斑，脉弦涩。

【治疗】

治法：益气补肾，活血化瘀。
主穴：关元、中极、曲骨。

配穴：中气不足加足三里、三阴交；肾阳亏虚加腰阳关、命门；下焦瘀血加血海、三阴交。

操作：关元、中极回旋灸20分钟。余穴温和灸10分钟。足三里温和灸10分钟，或麦粒灸5壮。至皮肤潮红灼热，但以不灼伤皮肤为度。灸后可在会阴、曲骨局部按摩，每穴5~10分钟。

其他方法：热敏灸，仰卧体位，充分暴露小腹部，用点燃的艾条在患者小腹部（中极、关元、曲骨组成的区域），距离皮肤3 cm左右施行温和灸，后选择俯卧体位，充分暴露腰骶部，用点燃的艾条在患者腰骶部（命门、次髎、腰俞组成的区域），距离皮肤3cm左右施行温和灸，当患者感受到艾热发生透热（艾热从施灸部位皮肤表面直接向深部组织穿透）或扩热（以施灸点为中心向周围扩散）或传热（灸热从施灸点开始循某一方向传导）和非热觉中的一种或一种以上感觉时，即为发生腧穴热敏化现象，该探查穴点为热敏化腧穴，重复上述步骤，直至所有的热敏化穴被探查出。选择上述热敏化强度最强的穴位实施艾条温和悬灸，每日2次，每次施灸时间以该穴热敏灸感消失为度（上限60分钟，下限30分钟），共治疗5天，第6天开始每天1次，连续治疗25次，共治疗35次，共30天。

【医案】

患者王某，男，56岁。前列腺增生病史2年，夜尿4~5次，尿线变细，排尿等待。舌淡胖，脉沉弱。服用特拉唑嗪、非那雄胺半年，症状未见明显好转，予灸关元、中极，每周3次，1月后夜尿1~2次，2月后夜尿1次。

按：艾灸对于中气下陷、肾阳亏虚、下焦瘀血为主的良性前列腺增生有一定的效果，可以明显改善患者下尿路梗阻及尿道刺激症状。对于肝气郁滞的证型，亦有一定效果。

【注意事项】

对于肺热壅盛、湿热下注等以实热证为主的良性前列腺增生慎用灸法，灸本温热，用之可加重热邪，不利于治疗及预后。

前列腺炎

前列腺炎，多发于20~40岁的中青年。1995年美国国立卫生研究院将前列腺炎分为急性细菌性前列腺炎、慢性细菌性前列腺炎、慢性非细菌性前列腺炎和慢性骨盆疼痛综合征、无症状的炎症性前列腺炎。但是这四种证型在临床上难以区分，该病症状轻重不一，轻者无明显症状，重者表现为腰骶、会阴、下腹、睾丸、阴茎等部位的疼痛，伴有排尿梗阻或尿道刺激症状，部分伴有性功能障碍、焦虑等。

【辨证】

1.气滞血瘀

病程长，伴有腰骶、会阴、下腹、腹股沟、睾丸、阴茎等部位的坠胀感或刺痛，时轻时重，久坐、受凉时加重，得温缓解。舌暗或有瘀点，脉沉涩。

2.脾肾阳虚

久病体弱，腰骶酸痛，乏力倦怠，精神不振，少腹拘急，四末不温，小便频数而清长，淋漓不尽，阳事不举，劳则精浊溢出。舌淡苔白，脉沉无力。

【治疗】

治法：理气活血，温补脾肾。

主穴：①关元、中极、气海。②八髎穴。

配穴：气滞血瘀加血海；脾肾阳虚加肾俞、脾俞。

操作：关元、中极、气海或八髎穴回旋灸20分钟，两组穴位隔日交替操作。余穴温和灸10分钟。至皮肤潮红灼热，但以不灼伤皮肤为度。灸后可在会阴、曲骨局部按摩，每穴5~10分钟。

其他方法：药油灸，取中药王不留行6g、小茴香6g、乌药6g、丁香6g、冰片6g，在其中加入麻油100g，煎熬约30分钟至药液充分析出，去滓过滤后取液冷却至常温，并冷藏保存，用时取出。艾灸操作：先用药油外涂所取穴位，半径1cm左右，然后施灸，每次约30分钟。每日1次。

【医案】

患者王某，男，36岁。会阴部疼痛，夜尿2~3次，无尿灼热、尿痛，前列腺细菌培养（-），考虑慢性非细菌性前列腺炎、慢性骨盆疼痛综合征，予灸八髎穴，前4周每周3次，患者疼痛明显减轻，夜尿减少至1次，后4周，每日2次，患者无明显疼痛，夜尿至多1次。

按：艾灸对于气滞血瘀、脾肾阳虚为主的良性前列腺炎有一定的效果，可以明显改善患者排尿梗阻及尿道刺激症状，但需长期治疗。对于肝气郁滞的证型，亦有一定效果。顽固不愈者应考虑中西医结合治疗。

【注意事项】

对于湿热蕴结、肾阴不足的证型慎用灸法，灸本温热，用之可加重热邪，又可劫伤肾阴，不利于治疗及预后。

阳痿

阳痿是指成年男子（未发育成熟或已到性欲衰退时期除外）在性交时，由于阴茎痿软不举，或举而不坚，或坚而不久，无法进行正常性生活的疾病。在《慎斋遗书·阳痿》中有"阳痿多属于寒"的记载。目前西医学将"阳痿"称为"勃起功能障碍"。

【辨证】

1.脾胃不足

临事阴茎举而不坚，纳差，脘腹饱满，倦怠乏力，面色萎黄。舌淡苔薄，脉沉弱。

2.气血瘀阻

阴茎临事不举，经久不愈，或服滋补药剂反而加重，伴精神抑郁，会阴肿胀感，睾丸刺痛，或少腹拘急疼痛。舌暗，有瘀点，脉沉涩或弦涩。

3.心脾两虚

阴茎临事不举，或举而不坚，坚而不久，伴心悸不宁，精神不振，失眠多梦，神疲乏力，面色无华，食少纳呆，腹胀便溏。舌淡，苔薄白，脉细弱。

4.惊恐伤肾

阴茎不举，凡有性欲要求时则心悸怔忡，心悸易惊，精神苦闷，胆怯多疑，夜多噩梦，常有被惊吓史。舌淡，苔薄白，脉弦细或细弱无力。

5.肾阳不足

阳事不举，或举而不久，多由正常而逐渐不举，逐渐至痿软不起，神疲倦怠，阴部冷凉，形寒肢冷，面色无华，头晕耳鸣，腰膝酸软，小便清长。舌淡胖，苔薄白，脉沉细。

【治疗】

治法：补益脾肾。

主穴：关元、肾俞、三阴交。

配穴：肾阳不足配命门、太溪；惊恐伤肾配志室、胆俞；心脾两虚配心俞、脾俞、足三里；脾胃不足配中脘、足三里；气滞血瘀配血海、期门。

操作：关元、肾俞、三阴交回旋灸20分钟。余穴温和灸10分钟。至皮肤潮红灼热，但以不灼伤皮肤为度。

其他方法：天灸，天灸穴位组选用肾俞、命门和大椎。天灸涂剂以辣椒油为刺激物，促进淫羊藿、丹参、蛇床子等补肾活血药物的透皮吸收作用效果。天灸膏（主要药物为淫羊藿、丹参、蛇床子、辣椒，按一定比例混合），天灸治疗每天施以天灸膏一次，连续14天。

【医案】

王某婚后半年，阳痿不举，灸关元3次，每次150壮而愈，翌年喜生一子。

按：对于继发性阳痿患者应积极治疗原发病，节制房事，避免过食肥甘厚味，调畅情志，配合心理疏导。

早泄

早泄是指同房时阴茎尚未接触或刚接触女方外阴，或阴茎虽进入阴道，但在很短时间内便发生射精，后阴茎疲软，不能维持正常性生活的疾病，是较常见的男性性功能障碍疾病。成年男性均可发病，与年龄无明显相关性。西医认为不能控制的过早射精并引起消极的身心影响可称为早泄。

【辨证】

1.肾气不固

未交即泻，或乍交即泻，性欲减退。伴有腰膝酸软或疼痛，小便清长或不利，面色不华。舌淡，苔薄白，脉沉细或细弱。

2.心脾两虚

行房早泄，性欲减退。伴四肢倦怠，气短乏力，多梦健忘，纳少便溏，心悸，眠差。舌淡，苔薄，舌边有齿痕，脉细弱。

【治疗】

治法：补益脾肾。

主穴：关元、气海、三阴交。

配穴：肾气不足配命门、太溪；心脾两虚配心俞、肾俞。

操作：关元、气海、三阴交回旋灸20分钟。余穴温和灸10分钟。至皮肤潮红灼热，但以不灼伤皮肤为度。

按：早泄是引起不育的主要原因之一，精神疗法在治疗中尤为重要。

五官科病

近视

近视，称为目不能远视，又名能近怯远症，是以视近清楚，视远模糊为主症的眼疾，是眼在调节松弛状态下，平行光线经眼的屈光系统的折射后焦点落在视网膜之前。近视的发生与遗传、发育、环境等诸多因素有关，但确切的发病机制仍在研究中。

【辨证】

心脾两虚

视近清楚，视远模糊，眼底或可见视网膜呈豹纹状改变，或兼见面色㿠白，神疲乏力。舌质淡，苔薄白，脉细弱。

肝肾两虚

能近怯远，可有眼前黑花飘动，眼底可见玻璃体液化混浊，视网膜呈豹纹状改变，或有头晕耳鸣，腰膝酸软，寐差多梦。舌质淡，脉细弱或弦细。

【治疗】

治法：补益肝肾，养血明目。

主穴：光明、风池。

配穴：心脾两虚配心俞、脾俞、足三里；肝肾阴虚配肝俞、肾俞。

操作：主穴回旋灸20分钟。余穴温和灸10分钟。至皮肤潮红灼热，但以不灼伤皮肤为度。

其他方法：热敏灸，风池、太阳、肝俞、肾俞、光明、阳白、足三里、太冲、心俞9个腧穴。先回旋灸和雀啄灸各2分钟，继以温和灸至热敏化现象出现。无论有无热敏化现象，每个穴位探查时间均不超过40分钟。

【医案】

侯某，10岁，男。视力下降半年，初诊视力右眼0.8左眼0.9，外院查体眼部结构正常，瞳孔对光反射正常。舌淡，舌苔白，脉数。辨证属于心脾两虚型，拟定光明、足三里。每周六艾灸1次，每次30分钟，连续灸4周之后，患儿自觉视物好转，视力检查右眼1.0左眼0.9，期间对用眼的时间和范围也做了规律调整，后连续治疗2个月，右眼视力1.1左眼视力1.2，后嘱咐患儿家长回家自灸巩固疗效，以善其后。

按：艾灸治疗轻中度近视疗效确切，近期疗效较好，能较快提高视力，尤其对假性近视，年龄越小效果越显著。

【注意事项】

注意用眼卫生，坚持眼保健操，适当营养，减少电子设备使用时间。

干眼症

干眼症是指由多种因素所导致的，以眼睛干涩为主要症状的泪液分泌障碍性眼病。常伴有双眼痒感、异物感、烧灼感，或畏光、视物模糊、视力波动等表现。常见症状包括眼睛干涩，容易疲倦，眼痒，眼睛有异物感、灼热感，眼睛分泌物黏稠、怕风、畏光、对外界刺激很敏感。有时眼睛太干，基本泪液不足，反而刺激反射性泪液分泌，而造成常常流泪。较严重者眼睛会红肿、充血、角质化、角膜上皮破皮而有丝状物黏附，这种损伤日久则可造成角结膜病变，并会影响视力。

【辨证】

脾虚气弱

干眼症伴四肢乏力，心慌少寐，自汗食少。舌淡，苔薄淡胖，脉细无力。

【治疗】

治法：益气健脾。

主穴：关元、气海、三阴交。

配穴：肾虚配太溪；气虚明显配足三里。

操作：主穴回旋灸20分钟。余穴温和灸10分钟。至皮肤温热为度。

其他方法：热敏灸，关元，施以温和灸治疗，距离皮肤2~3cm，以患者感觉温热而不灼烫为度，每日1次，连续艾灸10次。艾灸时，患者感到沿带脉有紧束感，每次灸至患者紧束感消失为度。

【医案】

患者，男，58岁，干部。主诉：双眼干涩、异物感1月。病史：患者长期于空调房内工作，夜间仍使用电脑工作，休息甚少。1个月前感双眼干涩、异物感、视物疲劳，未予以重视，10天后逐日加重。查体：眨眼频繁，结膜稍有充血。舌淡苔薄白，脉沉细。诊断：干眼症（肝肾不足）。治疗：采用艾条对患者关元施以温和灸治疗，距离皮肤2~3cm，以患者感觉温热而不灼烫为度，每日1次，连续艾灸10次。艾灸时，患者感到沿带脉有紧束感，每次灸至患者紧束感消失为度。治疗10次，症状明显减轻。随访2个月，未见再次加重。

按：干眼症以津液不足，目失濡养为主，因此艾灸时间不宜过久，且不宜在眼睛局部应用，以防劫伤阴津，加重干燥症状。

【注意事项】

长期熬夜、滥用药物、过量食用凉食或咸食等也会影响泪液的质量，易诱发干眼症。

耳鸣耳聋

耳聋耳鸣是指听觉异常、听力下降为主症的疾病。耳鸣是以自觉耳内鸣响，如闻蝉声，或如潮声为主症，耳聋是以听力减退或听力丧失为主症。

【辨证】

1.瘀阻宗脉

症见耳鸣、耳聋如塞，面色黧黑。舌暗苔薄有瘀斑，脉沉涩或弦涩。

2.气血不足

症见耳鸣，或如蝉噪，或如钟鼓，或如水激，久则耳聋，面色无华，倦怠乏力，神疲纳少，大便易溏。舌淡胖苔薄，脉沉细弱。

3.肝肾不足

症见耳鸣、耳聋，兼有头晕目眩，腰酸遗精，或兼有肢软腰冷，阳痿早泄。舌淡苔薄，脉细弱。

【治疗】

治法：补肾养窍，养血通脉。

主穴：听宫、翳风、太溪、肾俞。

配穴：脾胃虚弱配气海，足三里；瘀血阻滞配血海，膈俞。

操作：主穴回旋灸20分钟。余穴温和灸10分钟。至皮肤温热为度。

其他方法：①天竺灸：选取与耳孔大小适宜，6~8cm中空竹节，竹节一半削去，放置小炷艾绒平铺于削去一半的竹节中点燃，竹节完整一端插入耳外道，使温热传入耳内，艾绒燃尽后倒出竹节，共灸两壮。②苇管灸：选择长5~6cm，苇管口直径0.4~0.6cm的苇管制作苇管器，苇管的一端做成半个鸭嘴形，以备放细艾绒用，另一端削平，以备插入耳道内。周围可以填塞棉花以固定苇管、隔绝空气及防止烫伤。用优质艾绒制成艾炷，点燃靠近苇管处艾绒施灸，耳管下面放置托盘，预防苇管脱落或者艾灰掉落。每次治疗20分钟，5~7壮艾炷。以耳内温热为宜。

【医案】

李某，女，45岁。左耳鸣半年，声音低沉，入睡困难，兼有头晕。舌淡苔白，脉数，右脉沉，考虑为肝肾不足，予灸听宫、翳风、太溪，每周3次，治疗2周后患者耳鸣声音减低，已不影响正常生活，入睡改善，继续该法灸1月，患者无耳鸣，无头晕，可正常入睡。

按：耳鸣实证艾灸效果一般，虚证效果较好，耳聋有残余听力易获得效果，对神经性耳鸣耳聋和突聋的效果一般较好。

牙痛

牙痛是口腔科最常见的症状。可见于多种疾病，如牙周炎、牙髓炎、根尖炎、牙本质过敏、龋齿等。其症状主要为牙齿的疼痛，咀嚼困难，每遇冷、热、酸、甜等刺激可加重。有的患者夜间疼痛，严重影响睡眠，有些会出现牙龈甚至面部肿胀，还有一些会引发三叉神经痛或头痛。

中医认为肾主骨，齿为骨之余，久病年老，房劳过度而伤肾，肾阴不足可引发牙痛。平素嗜食辛辣油腻食品，胃肠积热，或者风寒风热邪气侵入人体，郁于阳明化火，均可导致牙痛发生。

【辨证】

1.风热牙痛

牙痛阵发性加重，龈肿，得冷痛减，受热痛增，恶寒发热。舌红苔白干，脉浮数。

2.胃火牙痛

牙痛剧烈，齿龈红肿或出脓渗血，肿连腮颊，口臭便秘。舌红苔黄，脉弦数。

3.虚火牙痛

牙痛隐隐，龈肉微红肿，久则萎缩，牙龈松动，午后为甚，腰脊酸软，手足心热。舌红少苔，脉细数。

【治疗】

治法：疏风清热，益阴降火。

主穴：合谷、颊车、下关。

配穴：风热牙痛加曲池、风池、外关；胃火牙痛加二间、三间、阳溪；虚火牙痛加太溪。

操作：悬起灸，每穴2~3分钟，每日1~2次。

其他方法：冰灸，用于治疗胃经郁火所致牙龈肿痛，取合谷、颊车、巨髎；下关、温溜、手三里，两组穴位交替使用。按临床需要制作一定规格冰圆垂体（将水或药汁倒入模具内放入冰箱冷冻结冰），将大小适宜的冰圆垂体直接放在穴位上施灸，使局部皮肤冷、痛、发热，以局部红晕、灸后发热为度。1枚圆垂体为1壮，灸3~5壮。

【医案】

赵某，男，46岁。自诉右下齿疼痛4天。曾经口腔科诊治，诊断为牙周炎，给予消炎止痛等西药治疗后，牙痛未见明显减轻。刻症：右下牙疼痛，牙龈红肿较甚，肿连腮颊，伴头痛，口渴喜饮，口气臭秽，大便秘结。舌苔黄垢，脉数。中医诊断为"牙痛"，证属胃火型。取患侧颊车、地仓、下关、合谷、天枢、阳溪，艾炷隔蒜灸，每穴灸5壮。第2天来诊，诉诸症明显减轻，继续灸治，第3天来诊诉诸症已缓解。

按：本例辨证属胃火牙痛。治疗宜取手足阳明经穴位为主，清泻胃火。《针灸资生经》中亦有艾灸阳溪治疗牙痛的记载。大蒜有消肿解毒之力，隔蒜灸具有拔毒、消肿、定痛的作用，可以缓解牙痛面肿。

【注意事项】

牙痛是多种口腔疾病的常见症状。艾灸对急性牙病发作疗效较好，可立即奏效。对龋齿感染、智齿难生、坏死性齿髓炎等，应同时进行病因治疗。

皮科病

荨麻疹

荨麻疹是以异常瘙痒、皮肤出现成块、成片状风团为主症的疾病，因其时起时消，遇风易发，故中医学称"瘾疹""风疹""风疹块"。本病急性者短期发作后多可痊愈，慢性者常反复发作，缠绵难愈。

【辨证】

1.风寒束表证

突然发作，皮损为大小不等、形状不一的水肿性斑块，境界清楚。皮疹时起时落，剧烈瘙痒，发无定处，退后不留痕迹。皮疹色淡，遇冷加重，迁延日久，反复发作，患者多伴有精神疲惫，体倦乏力，失眠等症。舌淡，苔薄白，脉迟或缓。

2.血虚风燥证

反复发作，皮肤干燥肥厚，瘙痒抓痕明显，并伴有血痂。食后腹胀，大便秘结或稀溏。舌质淡胖，苔白，脉滑。

【治疗】

治法：祛风散寒，养血润燥。

主穴：神阙、足三里、血海。

配穴：风寒束表加风池、气海；血虚风燥加关元、三阴交。

操作：每穴温和灸10分钟，以患者有温热感和灸感、不灼伤皮肤为度，每日1次，7~10次为1个疗程。

其他方法：雷火灸，取神阙，将点燃的药条置于灸盒的圆孔中，使距离灸盒底部2~3 cm，并用大头针固定药条。将灸盒放置患者脐部，火头对准神阙穴施灸15分钟，灸至皮肤发红、深部组织发热为度（注意随时查看并询问患者以防灼伤）。取下大头针，将药条投入密闭容器中使其自动熄灭，放置干燥处备用。每日1次，7~10次为1个疗程。

【医案】

张某，女，26岁，工人。病史：16日前出现风疹块，疹色初起苍白，继则潮红并融合成块，甚则皮肤漫肿紧绷，瘙痒异常，以颜面、四肢、胸腹为甚，见风更甚，服用中西药，效果欠佳，每次发病需10~15天症状方可消失。每次发病均为四季气候交替之际，其母及2个姐姐病况与之相同。刻诊：颜面、四肢、胸腹大片形状不规则风疹。潮红结痂伴有抓痕、皮肤增厚、瘙痒剧烈。诊断为慢性荨麻疹。拟疏风散表、清热除湿、养血通络法。取穴：大椎、合谷、曲池、血海、三阴交、足三里。以艾条在上述穴位行雀啄灸，以皮肤潮红为度，每天1次。追踪3个月，未见复发。

按：患者有明显家族史，家族4人均按上法治疗取得很好疗效。该例患者因机体内湿热郁遏肌肤而致皮肤瘙痒。拟以疏风解表、清除湿热、养血通络之治则，进行治疗选穴，大椎通六阳经脉而与督脉相交，可壮阳亦可清热，该患者头面皮疹严重，取合谷一为清阳明之热，二为取"面口合谷收"之意，足三里、三阴交、血海、曲池四穴区，有调理肠腑、固卫解表、行气活血、养血润燥、和营解表之效，正切中医"治风先治血，血行风自灭"之意。经西医学研究，施灸能使由于抗原引起的变态反应减弱而提高机体的免疫力，对免疫系统产生良性调整。

【注意事项】

荨麻疹的治疗规避各种致病因素是非常关键的，因为致病因素非常多样，如果要明确病因，注意记录过敏日记，同时发病时注意避风。

带状疱疹

带状疱疹是以成簇水疱、丘疹等皮肤损害，沿身体一侧呈带状分布，排列宛如蛇行，伴有疼痛为特征的一种急性疱疹性皮肤病，属中医学"蛇串疮"。其特点是皮肤上出现红斑、水疱或丘疱疹，累累如串珠状，沿一侧周围神经分布区出现，局部刺痛。多数患者痊愈后很少复发，极少数人可多次发病。好发于成人，老年人病情尤重。本病多发于胸胁部，故又名"腰缠火丹""蛇丹""蜘蛛疮"等。

【辨证】

1.肝经郁热

皮损鲜红，疱壁紧张，灼热刺痛，口苦咽干，烦躁易怒，大便干或小便黄。舌质红，舌苔薄黄或黄厚，脉弦滑数。

2.脾虚湿蕴

颜色较淡，疱壁松弛，口不渴，食少腹胀，大便时溏。舌质淡，舌苔白或白腻，脉沉缓或滑。

3.气滞血瘀

皮疹消退后局部疼痛不止。舌质暗，苔白，脉弦细。

【治疗】

治法：清热利湿，行气止痛。

主穴：局部阿是穴、夹脊穴。

配穴：肝经郁热加太冲、行间；脾虚湿蕴加足三里、阴陵泉；气滞血瘀加神阙、血海。如疱疹局部痛痒明显可以隔蒜灸，血瘀明显也可以隔姜灸。

操作：阿是穴以及相应部位的夹脊穴上作回旋灸，每个部位施灸3~5分钟，每日1次。

其他方法：①铺棉灸：广泛用于治疗带状疱疹。利用薄棉片制作的灸片在皮肤表面产生瞬间的局部高温，使皮损处的致病菌变性坏死，同时刺激机体免疫系统，提高机体免疫力。随着灸热的不断渗入，能够加强皮肤局部血液循环，改善皮肤微循环，并调节皮下神经末梢，起到提高局部代谢、止痛、止痒的作用，从而达到治疗目的。具体操作：患者取适当体位，充分暴露阿是穴。将脱脂干棉花撕成3cm×3cm大小，薄如蝉翼的薄棉片，不能有空洞或疙瘩，并根据皮损面积决定施灸棉片的数量。常规消毒后，将棉片铺在阿是穴上，点燃棉片一角，令其迅速燃尽，如法施灸3遍为1次，每日1次。②壮医药线点灸：以局部皮损和阿是穴为主要取穴部位进行点灸，每日1次，每7天为1个疗程。

【医案】

患者，女，53岁。主诉：右上臂内侧缘皮肤疼痛伴疱疹3天余。病史：

3天前无明显诱因下出现右上臂内侧缘皮肤疼痛，局部皮肤红润，皮损为带状红色斑丘疹，第2天即出现粟米样至黄豆大小簇集性水泡，排列成带状，疱群之间间隔正常皮肤，疱液澄清，局部皮肤针刺样、烧灼样疼痛，以夜间为甚。患者平素性情急躁，无特殊既往史。舌质红，苔薄黄，脉弦。诊断为"蛇串疮"，证属湿热内蕴，肝气郁结。遂以"火郁发之"为原则进行局部回旋灸。艾条距患处皮肤约2 cm处反复旋转施灸，以患者感到局部皮肤微热为度。每个部位3分钟，每天治疗1次，治疗3天后局部水疱出现干瘪，基底部皮肤颜色转淡。治疗5天后，局部水疱结痂，仅在衣物触碰到皮肤时稍感疼痛。治疗1周后，局部结痂开始脱落，皮肤无色素沉着，疼痛时VAS评分1分，病情达临床治愈，患者未再就诊。追踪3个月，疼痛基本消失，未遗留后遗神经痛。

按：本病属中医学"蛇串疮"范畴，其病机多为火毒湿热蕴蒸于肌肤、经络而发病。热郁久而化火，火热壅肤，则起红斑、水疱，火毒湿热之邪搏击，阻滞经脉，不通则痛。用艾条施以回旋灸法灸皮损处，可使皮肤受热均匀，毛窍通畅，给郁热之邪有路可走，以达宣散发越、拔引热毒之功，"通则不痛也"。回旋灸具有温经理气、疏通经脉、扶正祛邪之功能，艾灸的热效应加快了局部血液循环，消除病毒毒性，促使疱液吸收、干燥，降低炎症介质含量，减少致痛物质的释放，从而达到止痛之效。

【注意事项】

患者应与免疫力低的人群保持距离，避免传染。特殊部位如眼部疱疹注意特殊护理。老年人注意查尿常规，做肝功能检查和肾功能检查。

疣

疣是一种发生于皮肤浅表的良性赘生物。因其皮损形态及发病部位不同而名称各异，如发生于手背、手指、头皮等处，称千日疮、疣目或瘊子；发于颜面、前臂等处，称扁瘊；发于胸背部有脐窝的赘疣，称鼠乳；发于足跖部，称跖疣；发于颈周围及眼睑部位，呈细软丝状突起，称丝状疣或线瘊。

【辨证】

湿热血瘀

结节疏松，色灰或褐。舌暗红，苔薄白，脉细。

【治疗】

治法：清化湿热，活血化瘀。

主穴：局部阿是穴。

配穴：疣数较多加曲池、合谷、血海，亦可按疣体所在部位的经络取临近腧穴1~2个。

操作：选取最大或最早出现的皮损（母疣），放置艾炷并点燃，待患者感觉烫而难忍时即除去换壮，共灸7壮，灸毕用消毒干棉球擦净艾灰。每周治疗3次，4周为1个疗程。

其他方法：壮医药线点灸，利用壮医药线点灸阿是穴（疣体局部）、合谷（双）、曲池（双）、血海（双），每天1次，6天为1个疗程，疗程之间间隔1周。

【医案】

唐某，男，34岁。发现手背、下肢、面部寻常疣10余年。曾用中药外洗、内服、激光、手术切除等方法治疗，部分脱落又复发，周围子疣不断长出，天气热时伴瘙痒。经用隔蒜灸治疗面部、足背各一大如黄豆疣体，3天后脱落，局部红润，未见明显渗出。1周后局部皮肤如常，半年后其他各处疣体自行消失，至今未见复发。

按：艾灸性温，能振扶元阳，温煦气血，调整机体功能，又因其气味辛热，能运行诸经、局部穴，既能发挥艾叶本身的温经通络、活血化瘀、行气等作用，又能结合局部穴位，通过穴位刺激，调整阴阳、行气活血，使十二经脉通畅而达到逐瘀散结之功。经现代研究发现艾灸可疏通疣体局部经络气机，开泄腠理，使局部血管开放，血量增多，随着血液的旺盛，血中的淋巴细胞和巨噬细胞亦相应增多，免疫细胞浸润于病灶组织，从而增强局部免疫功能，发挥其抗病毒的作用。

【注意事项】

注意尖锐湿疣属性传播疾病，不可轻易艾灸，应及时门诊治疗。

湿疹

湿疹是一种过敏性炎症性皮肤病，中医称为"湿疮"。其特点是皮损对称分布，多形性损害，剧烈瘙痒，有渗出倾向，反复发作，易成慢性等。根据病程可分为急性、亚急性、慢性三类。急性湿疹以丘疱疹为主，炎症明显，易渗出；慢性湿疹以苔藓样变为主，易反复发作。本病男女老幼皆可发病，但以先天禀赋不耐者为多，冬季常复发。

【辨证】

1.湿热浸淫

发病急，皮损潮红灼热，瘙痒无休，渗液流汁。伴身热、心烦口渴，大便干，尿短赤。舌质红，苔薄白或黄，脉滑或数。

2.脾虚湿蕴

发病较缓，皮损潮红，瘙痒，抓后糜烂渗出，可见鳞屑。伴有纳少，神疲，腹胀便溏。舌质淡胖，苔白或腻，脉弦缓。

3.血虚风燥

病久，皮损色暗或色素沉着，剧痒，或皮损粗糙肥厚。伴口干不欲饮，纳差腹胀。舌淡，苔白，脉细弦。

【治疗】

治法：急性者清热利湿止痒，慢性者养血润肤止痒。

主穴：局部阿是穴、神阙。

配穴：湿热浸淫加大椎、外关、合谷；脾虚湿蕴加天枢、水道、三阴交；血虚风燥加风池、气海、关元。

操作：回旋灸，每穴灸3~5分钟，每日1次。

其他方法：蜡泥灸，取局部阿是穴，将有中药散剂以及蜂蜡的混合物放入恒温蜡疗机中溶化加热至40℃左右，消毒清洁治疗处，将蜡液反复涂刷在穴位处，使蜡液在皮肤表面冷却凝成一层蜡膜，逐渐将蜡加厚涂2~3次，直至蜡层厚度达约2 cm，用塑料布包裹保温。每日1次，每次40分钟。

【医案】

某女，34岁。自诉双侧腕背部皮疹，伴夜间瘙痒6天。曾外用硝酸咪康唑软膏及鲜草药（药名不详）外敷，未见明显好转。刻诊：双侧腕背部有红斑，丘疱疹，糜烂。舌红苔腻，脉滑数。诊断为湿疹之湿热浸淫证，采用艾灸疗法。点燃艾条，采用回旋灸法于患处约6分钟，然后灸曲池、血海、合谷各3分钟，以温热为度。施术中，见细小水疱逐渐萎缩，表皮变干燥。施术2次，夜间瘙痒消失，施术6次，症状全无，唯留有色素沉着，月余即消，随访1年未复发。

按：本病多因禀赋不足，脾失健运，风湿热三邪侵袭肌肤，或精神紧张，忧虑伤及脾气，运化水谷失健，停滞为湿，郁而化热，蕴于肌肤而发病，且反复发作，缠绵难愈。艾灸为中医学传统疗法之一，直灸患处，发挥艾灸之温经通络、活血散结除湿之功效，配合曲池泄风清热，血海和营止痒，合谷疏风止痒，即可灸到病除。

【注意事项】

急性湿疹或慢性湿疹急性发作期间，应暂缓注射各种疫苗。

黄褐斑

黄褐斑是指由于皮肤色素改变而在面部呈现局限性褐色斑的皮肤病，中医称之为"鼋黑斑"。其特点是对称分布，无自觉症状，日晒后加重，常见于鼻背两侧。多发生于孕妇或经血不调的女性，部分患者可伴有其他慢性病，涂擦不适当的化妆品及日光照晒可加重黄褐斑。

【辨证】

1.气滞血瘀
颜面出现黄褐色斑片，腰膝酸软，或急躁易怒，胸胁胀痛。舌质暗，苔薄白，脉沉细。

2.肝肾不足

黄斑褐黑，伴腰膝酸软，怠倦无力，身体羸瘦。舌红，苔少，脉沉细。

【治疗】

治法：理气活血，化瘀消斑。

主穴：局部阿是穴、神阙。

配穴：气滞血瘀加气海、膈俞；肝肾不足加肝俞、肾俞、命门。

操作：神阙可进行隔姜灸，局部阿是穴以麦粒灸为主。隔日灸1次，长期灸。

其他方法：壮医药线点灸，取穴部位为阿是穴。点灸前将松散的药线搓紧、拉直，露出线头约1cm后用酒精灯点燃药线线端，抖灭明火，只需线头有圆珠状珠火即可，将珠火对准穴位，直接点按于穴位上，火灭即起，为1壮，以留下灰白色药灰为佳。操作时快速扣压，令珠火接触穴位即灭，面部皮肤菲薄，为避免留下灸痕，同一部位每次只能点灸1壮。灸后穴位局部皮肤有灼热感或痒感，嘱患者勿搓揉，当天勿沾水。洗点灸后局部会出现一个非常浅表的灼伤痕迹，一般7~10天可自行脱落，不留瘢痕，待灼痂全部脱落后可行下1个疗程点灸。

【医案】

吕某，女，29岁。主诉：面部色斑4年余。病史：患者4年前无明显诱因出现面部色斑，逐渐增多，曾于皮肤科诊断为"黄褐斑"，予局部外用氢醌乳膏，疗效不显。刻诊：主要表现为双侧眼周部及颧部散在浅褐色斑点，位置表浅，边界清，面色白而无华，唇色淡，易疲倦，少腹及腰骶部凉，平素无特殊不适，月经量少，经色较淡，无血块，经前无乳房胀痛，月经周期正常，纳眠可，二便调。舌暗淡，苔白腻，脉沉细。诊断：黧黑斑（脾肾气虚型），拟健脾益肾，益气补血。取穴：药线点灸取阿是穴（局部皮损区），气海、足三里、神阙处加艾条温灸30分钟。患者前后共经过4诊，面部色斑基本消失。随访2个月，预后良好，未复发。

按：该患者由于脾肾气虚，气血生化乏源导致脉络空虚，血行不畅，不能濡养颜面肌肤而致病。药线点灸黄褐斑局部，借药力及火力可改善局部气血，疏通经络，使气血能上达于面，通过药线点灸部位形成浅表灼痂，1周内可完全脱落，加速皮肤代谢，快速达到淡斑的效果。温灸气海、足三里、神阙，通过补养脾肾以生气血，增强温肾暖宫之效。诸穴共用，旨在调理脾肾，和气血，以营颜面。

【注意事项】

黄褐斑治疗过程中防晒是非常关键的举措，另外治疗前可嘱患者验血查明相关激素水平。

其他疾病

慢性疲劳综合征

慢性疲劳综合征（chronic fatigue syndrome，CFS）是以长期疲劳为突出表现，同时伴有低热、头痛、肌肉关节疼痛、失眠和多种精神症状的一组症候群，体检和常规实验室检查一般无异常发现。现在美国疾病控制与预防中心采用的是1994年国际慢性疲劳综合征小组的会议上对慢性疲劳综合征的解释。排除其他疾病的情况下，疲劳持续6个月或者以上，并且至少具备以下症状中的四项：短期记忆力减退或者注意力不能集中；咽痛；淋巴结痛；肌肉酸痛；不伴有红肿的关节疼痛；新发头痛；睡眠后精力不能恢复；体力或脑力劳动后连续24小时身体不适。西医学对本病的确切发病机制尚不清楚，认为是精神压力、不良生活习惯、脑和体力过度劳累及病毒感染等多种因素，导致人体神经、内分泌、免疫等多系统的功能调节失常而表现的综合征。

本病属于中医学"虚劳""五劳"等范畴。或是禀赋薄弱，素体亏虚，大病久病，失于调理，或是劳役过度，情志内伤，饮食不节，脾胃受损。各种因素导致五脏气血阴阳失调，人体气、血、精、神耗夺是本病发病的总病机。尤与肝、脾、肾三脏密切相关。

【辨证】

1.气血两虚

神疲乏力，气短懒言，肢体困重，头晕眼花，面色无华。舌淡，脉细弱。

2.脾肾阳虚

面色㿠白，腰腹冷痛，畏寒肢冷，下利清谷，阳痿遗精或宫寒不孕。舌淡胖，边有齿痕，脉沉迟无力。

【治疗】

治法：健脾益肾，补气养血。

主穴：百会、气海、关元、足三里。

配穴：气血两虚者加三阴交、脾俞以健脾益气，养血安神；脾肾阳虚者加脾俞、肾俞、命门以温补脾肾。

操作：温和灸，每次选取2~4个穴位，每穴10~15分钟，每日灸1次，7~10次为1个疗程。

其他方法：麦粒灸，将艾绒搓成麦粒大小的艾炷备用，取双侧脾俞、心俞、内关、足三里、关元、气海、命门，局部涂以少量凡士林，将艾炷置于穴位上，以线香点燃艾炷顶端，待患者感觉局部灼痛时，用镊子夹去艾炷，易炷再灸，每次每穴9~15壮，以患者局部皮肤潮红，且无皮损为度。每天施灸1次，14次为1个疗程。

【医案】

张某，男，52岁。1年前出现头脑空痛，伴头晕，不能转侧，神疲力弱，少言寡语，时有耳鸣，腰膝酸软。双手指及左下肢麻木，纳呆，二便调。舌苔白，脉沉细。诊断为慢性疲劳综合征，气血两虚型。初诊时予百会、神庭、关元毫针刺法，百会加灸，治疗后头痛减轻，有清醒之感，二诊神庭加灸，患者诉头痛基本消失，头脑有充实感，三诊灸关元，振奋阳气，10余次后诸症消失。

按：灸法治疗本病可较好地缓解患者自觉的疲劳症状，能调节情绪和睡眠，并在一定程度上改善患者体质。除此之外，还应积极配合药物、饮食，适当锻炼。要鼓励患者保持乐观情绪，避免精神刺激，养成良好的生活作息习惯，切勿劳累。

肥胖症

肥胖症是指人体脂肪积聚过多，体重超过标准体重20％以上。肥胖症分为单纯性和继发性两类，前者不伴有明显神经或内分泌系统功能变化，临床上最为常见；后者常继发于神经、内分泌和代谢疾病，或与遗传、药物有关。本节内容以单纯性肥胖为主。轻度肥胖常无明显症状，重度肥胖多有疲乏无力，动则气促，行动迟缓，或脘痞痰多，倦怠恶热，或少气懒言，动则汗出，甚至面浮肢肿等。

中医认为平素嗜食肥甘，喜静少动，致使痰湿膏脂堆积，脾失健运，气血不调，痰瘀互阻，发为肥胖。与胃、肠、脾、肾密切相关。其病机无外乎实证和虚证两种。肝郁气滞、胃肠腑热、痰湿闭阻而致脾胃运化失司为实证；脾肾阳虚，水湿停滞为虚证。

【辨证】

1.痰湿闭阻
形体肥胖，肢体困重，胸腹满闷或呕吐痰涎。舌淡苔白腻，脉沉滑。

2.脾肾阳虚
面足浮肿，神疲乏力，畏寒肢冷，脘腹胀满，大便溏薄，夜尿频多。舌淡苔胖薄白，脉沉细。

【治疗】

治法：健脾利湿。

主穴：中脘、天枢、足三里。

配穴：痰湿闭阻加内关、阴陵泉、丰隆；脾肾阳虚加气海、脾俞、肾俞。

操作：内关、阴陵泉、足三里、丰隆温和灸，每穴10~15分钟，将穴位按体位分为中脘、天枢、气海1组，脾俞、肾俞1组，温灸器灸15分钟，每日1组，2组轮换施灸，7~10次为1个疗程。

其他方法：隔物灸法。将黄芪、党参、白术、陈皮、苍术、干姜、茯苓、泽泻、白豆蔻等中药打粉，填满脐中，上置一直径20mm，厚3~5mm面饼，用细针于面饼上穿刺数孔，施灸时，将一底面直径约10mm、高约15mm的圆锥形艾炷放置于面饼上，从顶端点燃艾炷，待快燃烧尽时易炷再灸，每次5~7壮，每日或隔日1次。

【医案】

李某，女，文员，30岁。主诉：产后体重增长2年余。患者自诉2年前初产后体重便居高不下，至今约80kg。平日食欲欠佳，运动较少，伴面色少华、肢冷畏寒、头晕腰酸诸症，月经周期正常，经量较少，经色不深。诊其舌脉见舌淡苔薄白，脉沉细。患者还诉常睡眠不佳，其他既往史及家族史无。专科检查：腰围100cm，臀围98cm。人体成分分析仪示体重81kg，BMI 31.6，体脂率35.6%。诊断为单纯性肥胖，中医辨证属脾肾阳虚。予隔姜督脉灸疗1个小时及针刺治疗。2018年10月16日二诊诉感身体较前轻便，情绪愉悦，入睡较前容易，保持时间更长。专科检查：腰围95cm，臀围92cm。人体成分分析仪示体重72kg，BMI 28.1，体脂率26.6%。

按：患者初产后体重便居高不下，伴食少，面色少华，肢冷畏寒，头晕腰酸诸症，且经量较少，经色不深，多因素体正气不盛，加之较高龄产后气血亏损、脾肾阳虚、四肢头面失于温煦濡养、情绪低落、肝气郁结、三焦气滞津聚、化而成痰堆积体内所致，证属肾阳亏虚。其病属阴分，故以从阳引阴为阴阳调理灸法治则，选阳脉之海——督脉，行隔姜督脉灸以振奋阳气、温补脾肾。

【注意事项】

艾灸既能针对痰湿闭阻之实证，又可治疗脾肾阳虚之虚证，但速度较慢，需要长期坚持。肥胖为多种原因所致脂肪堆积过多，故仍应结合饮食管理、科学运动、心理干预、针刺药物等其他手段，综合干预，方能收获持久良效。

代谢综合征

代谢综合征是指腹型肥胖、糖代谢紊乱（高血糖和/或胰岛素抵抗）、高血压、血脂异常等危险因素异常簇集在同一患者的症候群。其中，腹型肥胖和胰岛素抵抗被公认为是最重要的致病因素，其主要的临床后果是心血管疾病、2型糖尿病以及中风。目前其机制尚不明确，可能机制为糖脂代谢和胰岛素生物效应、作用途径及信号传导异常，下丘脑-垂体-肾上腺轴调控异常、神经体液调节异常、炎症反应及氧化应激等。

代谢综合征属于中医学"脾瘅"范畴。脾为后天之本，脾失健运则水谷津液不能化生，痰浊中阻，发为中满，中焦气血不畅，日久则化热生瘀。故本病的病机是脾胃失司，痰湿内生，脾胃气虚为本为虚，痰浊瘀滞为标为实。

【辨证】

1.气滞湿阻

多食易饥，不耐疲劳。舌苔厚腻，脉弦或滑。

2.痰瘀互结

脘腹胀满，肢体困重，懒言少动，可有胸胁刺痛。舌暗，边有瘀斑，脉涩。

3.脾肾气虚

气短乏力，小便清长，大便溏稀，腰膝酸软，下肢水肿，眩晕耳鸣。舌淡胖，质嫩，苔薄白，脉沉细弱。

【治疗】

治法：健脾益肾，活血化湿。

主穴：中脘、天枢、气海、足三里、血海、三阴交。

配穴：气滞湿阻加下脘、太冲；痰瘀互结加膈俞、丰隆；脾肾气虚加脾俞、肾俞。

操作：所有穴位艾条温和灸，每穴10~15分钟，每日1次。

其他方法：麦粒灸，取胰俞、脾俞、胃俞、肾俞、命门、脊中、丰隆，每次选4~6穴，用麦粒大小艾炷艾灸，每穴3~5壮，每日1次。

【医案】

患者，男，45岁。腹部胀满不适半年余。近半年因工作原因经常在外聚餐，腹部胀满不适，进食后加重，行走等活动后减轻，未予重视，1个月前体检时发现空腹血糖升高、甘油三酯、总胆固醇升高、脂肪肝（轻度），刻下见腹部胀气满闷，自觉精力较前不济，气短乏力，食欲睡眠佳，口渴不欲饮，小便可，大便两日一行，黏腻不爽。舌质暗，苔白腻，脉弦。诊断：代谢综合征，痰瘀互结。予艾灸天枢、水道、中脘、足三里、关元、血海、三阴交，嘱其清淡饮食，适度增加运动量，1个月后，自觉腹胀减轻，精力充沛，排便较前舒畅，3个月后复查血糖、血脂已降至正常。

按：天枢为大肠募穴，位于脐旁，主通调气机，水道利水化湿，足三里、中脘健脾和胃，补益中焦，关元温补肾阳，血海、三阴交养血活血祛瘀，共奏健脾益肾，补虚泻实之功。灸法是治疗代谢综合征的重要手段之一。中医学认为本病的主要病理因素是痰浊、瘀血，艾灸可以温通经络，化湿消浊，活血散瘀，且能扶助正气，补益脏腑，对脂代谢紊乱及胰岛素抵抗有良好的调节作用。

保健美容

抗衰

衰老是人体一系列生理、病理过程综合作用的自然规律。随着年龄的增长，机体免疫功能逐渐低下，衰老随之出现，可表现为精神不振、健忘、形寒肢冷、纳差少眠、腰膝无力、发脱齿摇、气短乏力、甚则面浮肢肿等。人体的自由基可以通过脂质过氧化等作用，造成组织损伤和器官的退行性变化，从而加速衰老的过程。有研究表明，衰老与神经内分泌功能衰退、脂代谢紊乱、循环系统障碍密切相关。

中医学认为人体的生长、发育、衰老与脏腑功能和经络气血的盛衰关系密切。当机体气血不足、经络之气运行不畅、脏腑功能减退、阴阳失去平衡，均会加快衰老。其中，尤以肾最为重要。肾气亏虚、肾精不固是导致衰老的根本原因。

【辨证】

1.肾精不足
神情呆钝，耳鸣耳聋，腰膝酸软，发脱齿摇，舌淡，苔薄白，脉细尺弱。

2.脾胃虚弱
神疲乏力，少气懒言，形体消瘦，腹胀纳少，舌淡，苔白，脉细弱。

3.心肺气虚

胸闷心悸，咳喘气短，动则尤甚，头晕神疲，语声低怯，舌淡，苔白或唇舌淡暗，脉沉弱或结代。

【治疗】

治法：补益气血，调养脏腑。以强壮保健穴为主。

主穴：神阙、关元、足三里、三阴交。

配穴：肾精不足加命门、肾俞、涌泉；脾胃虚弱加中脘、脾俞、太白；心肺气虚加肺俞、心俞、膏肓。

操作：点燃艾条，每穴温和灸10~15分钟，以皮肤至潮红色为度，每日1次。

其他方法：壮医药线灸。取双侧足三里，拇指和食指手持中号壮医药线（药线直径为0.7mm）在酒精灯或蜡烛上点燃后，熄灭药线明火火焰，此时药线剩下圆珠状炭火星，顺应手腕和拇指的屈曲动作，拇指指腹稳重而敏捷地将有圆珠状炭火星线头直接点压于足三里穴位上，火灭即起称为1壮，每穴每次共灸3壮。每天每穴点灸1次。7天为1个疗程。

【医案】

王某，女，58岁，久居加拿大，平素体虚，乏力少动，动则气喘，每遇天气寒冷即易感冒、发作哮喘，纳差，眠尚可，小便正常，大便溏稀，舌淡胖，苔白，脉沉无力。诊断为衰老，肺脾两虚型，取气海、关元、双侧足三里温和灸，每穴15分钟，隔日1次。3个月后，患者自觉身体轻劲有力，大便较前成形。1年后归国，诉冬季时感冒较前减轻，少有哮喘发作，饮食睡眠俱佳。

按：足三里为足阳明胃经下合穴，具有健脾养胃、调补气血、提高机体免疫功能的作用，气海为任脉经穴，乃本经经期所发，有补肾气、益元气，祛寒湿、纳肾气、止虚喘之功，关元为任脉与足三阴经交会穴，可以补肝脾肾，以壮先天之本，三穴合用，共奏益气固元，抗老防衰之效。灸法是防病强身，抗衰老的重要方法，经常艾灸可使胃气常盛，阳气充足，精血不亏，而百病不易侵袭，从而达到治病强身，益寿延年的目的。

皱

皱纹是指皮肤受到外界环境影响，形成游离自由基，自由基破坏正常细胞膜组织内的胶原蛋白、活性物质，导致皮肤真皮层胶原蛋白含量逐渐减少，真皮层的弹性与保水度降低，皮肤变薄老化松垮。饮水不足、过度暴晒、睡眠不佳、嗜烟好酒、化妆品使用不当等原因均会加剧皱纹产生。

中医学认为，皱纹的产生是由于禀赋不足，脾胃虚弱，饮食偏嗜，纵欲劳神所致。一方面，营养不足，精血亏虚，皮肤失于濡养而皱纹；另一方面，情志不舒，气血瘀滞经络，不能上达头面，亦可产生皱纹。

【辨证】

1.气血亏虚

面额皱纹多且明显，气短懒言，面色无华，纳呆身重，舌淡苔白，脉细无力。

2.气滞血瘀

面颈部皱纹深显，面色晦暗，面部及手背部皮肤可有老年斑，舌质暗，边有瘀斑，脉紧、涩。

【治疗】

治法：补气养血，活血化瘀。

主穴：百会、合谷、膈俞、肾俞、神阙、阿是穴。

配穴：去额纹可取头维、阳白、神庭、印堂；去鱼尾纹可取太阳、角孙、丝竹空；去鼻唇纹可取迎香、四白、下关、颧髎；去颈纹可取风池、翳风、扶突。

操作：局部穴位雀啄灸或回旋灸，每穴 2~3 分钟，远端穴位温和灸，每穴10~15 分钟，以红润为度，隔日 1 次，20 次为 1 个疗程。

其他方法：太乙神针法。取太乙神针灸条点燃后，隔数层布或绵纸趁热实按在皱纹局部，使热力透达深部，火灭热减后，重新点燃灸条再灸，每灸 5~7次，30 次为 1 个疗程。

【医案】

黄某，女，42岁，诊断：眼角细纹，证属气血亏虚。行眼周回旋灸，百会、阳白、丝竹空、太阳、神阙、足三里温和灸，治疗20余天后，自觉视力有明显提高，且眼角细纹消失。

按：阿是穴及眼周诸穴可疏通局部经络，调补头面气血，百会为督脉经穴，为诸阳之所会，灸疗百会可以升提阳气，神阙、足三里健脾和胃，培元固本。艾灸虽有利于消除皱纹，改善皮肤状况，但其治疗周期长，非短时间所能见效。另外注意饮食营养，充足睡眠、避免暴晒、使用适当化妆品对除皱有积极意义。

【注意事项】

头面部及颈部大血管搏动处严禁直接灸法。操作实按灸时，若患者感觉灸部灼烫、疼痛，要迅速移开灸条，并增加隔层。

第七节
艾灸防病

一、治未病

"治未病"思想一直贯穿中医基础理论之中，在疾病的预防和诊治方面都有重要的意义。早在《黄帝内经》中就有"治未病"的思想体系，为中医及针灸防治疾病奠定了理论基础。《素问·上古天真论》云："恬淡虚无，真气从之，精神内守，病安从来。"提出中医以预防为主的思想。《素问·四气调神大论》记载："圣人不治已病治未病，不治已乱治未乱，此之谓也。夫病已成而后药之，乱已成而后治之，譬如渴而穿井，斗而铸锥，不亦晚乎？"《难经·七十七难》也指出："上工治未病，中工治已病，何谓也？曰：所谓治未病者见肝之病，则知肝当传之与脾，故先实脾气，无令得受肝之邪，故曰治未病焉。"体现了未病先防，已病防变的预防原则。艾灸治未病有其独到之处，用不同的灸材灸法刺激穴位，达到温经散寒、疏通经络、扶阳固脱、升阳举陷、固肾健脾等作用，其操作简单、经济安全、无毒副作用，且患者易于接受，艾灸"治未病"有着不可替代的位置。主要体现在以下三个方面。

1.未病先防

未病先防指在未发病之时或有发病征兆时，应用灸法扶助机体正气，养生防病，防患于未然。孙思邈在《备急千金药方》中提到："凡人自觉十日已上康健，即须灸三数穴以泄风气。每日必须调气补泻，按摩导引为佳，勿以康健便为常然，然常须安不忘危，预防诸病也。"提醒人们在身体健康时仍须常艾灸防病。《外台秘要》提出灸法为预防疾病最有效之方法："御风邪，以汤药针灸蒸熨，随用一法，皆能愈疾。至于火艾，特有奇能，虽有针汤散，皆所不及，灸为其最要。"并提出了灸法的具体操作方法及穴位："其灸法，先灸百会，次灸风池，次灸大椎，次灸肩井，次灸曲池，次灸间使，各三壮；次灸三里五壮。其灶如苍耳子大，必须大实作之，其艾又须大熟。从此以后，日别灸之，至随年壮止。凡人稍觉心神不快，即须灸此诸穴各三壮，不得轻之。"

长期灸足三里、命门、中脘、神阙、三阴交、大椎、关元、气海、百会、涌泉等穴可达到养生保健，益寿延年的作用。如《针灸资生经》提到的"气海者，元气之海也。人以元气为本……一伤元气，无疾而死矣。宜频灸此穴，以壮元阳，若必待疾作而后灸，恐失之晚矣"，《扁鹊心书》中提到的"人无病时，常灸关元、气海、命门、中脘，虽未得长生，亦可保百年寿矣""若要安，丹田、三里莫要干"。灸膏肓使阳气康盛，"膏肓腧无所不治，主羸瘦虚损……此灸讫后，令人阳气康盛，当消息以自补养"。《诸病源候论·卷四十五》载："河洛间土地多寒，儿喜病痉，其俗生儿三日，喜逆灸以防之。又灸颊以防噤……"因地制宜，利用灸法防痉病。《针灸资生经》论述了灸百会预防小儿惊风："北人始生子则灸此穴，盖防他日惊风也。"

通常机体形成某种病理的征象，是缓慢而潜移默化的，开始时没有明显而固定的病证表现，但此时的机体正气已潜有衰弱之势，正如《灵枢·邪气脏腑病形篇》形容的"不知于身，若有若无，若存若亡，有形无形"。此时采用一些方法扶助正气，改变这种发展趋势，将可达到防病治病和延年益寿的目的，具有十分重要的临床防治意义。在疾病发生之前同时机体处于正气不足之时，及时给予灸法以补益机体正气，增强机体抗病的能力。如《黄帝明堂灸经》中"但未中风时……便宜急灸三里、绝骨四处"就是强调在中风先兆时，及早进行施灸以防止中风的发生。《神灸经纶》中提到"预防中风"的灸法处方为"风池、百会、曲池、合谷、肩髃、风市、足三里、绝骨、环跳"。

2.已病防变

已病防变指的是针对已经发生的疾病，分析疾病的传变倾向，艾灸发挥鼓舞气机，增强抗病能力以驱邪外出的作用，防止病情的进一步发展与传变。《素问》将中风先兆称为"微风"。文中提到中风先兆的表现："凡人如觉大拇指或次拇指麻木不仁，或手足不用，或肌肉蠕动者，三年之内必有中风之疾。"《针灸大成》亦提到："凡觉手足麻痹，或疼痛良久，此风邪入腑之候，宜灸（百会、耳前发际、肩髃、曲池、风市、足三里、悬钟）此七穴。病在左灸右，在右灸左，候风气轻减为度。"通过对百会、风市、足三里、悬钟等腧穴进行救治，预防中风向中脏腑的进一步发展。《千金药方》治脚气初得"速灸之，并竹沥汤，灸讫可服八正散，无不差者，惟急速治之"。治疗疟疾"凡疟有不可瘥者，从未发前灸大椎，至发时满百壮，无不瘥"。病初起之时，病位较为轻浅，及时给予灸法可扶正祛邪、控制病情发展，是临床治疗的重要环节。

3.病后防复

疾病初愈后，或尚留有余邪，或正气尚未恢复，给予灸法补益正气以驱除余邪，同时注意各方面调养，则可防止复发。如《针灸逢源》记载："哮喘先教中脘寻，肺俞天突中府临，气海三里俱称妙，列缺针之病不侵。"哮喘缓解期，选用肺俞、天突、中府、列缺等宣通肺气、止哮平喘，气海、足三里以理气、补气，驱邪扶正。对于肿瘤患者，艾灸具有提高机体免疫力、诱导肿瘤细胞凋亡、抑制肿瘤细胞增殖及转移等抗肿瘤作用，选穴多为足三里、三阴交、神阙、关元、中脘、背俞穴等，起到扶正祛邪，增强机体免疫力，有效改善患者生活质量、抑制肿瘤复发。

二、节气灸

节气灸是指在特定的时令节气进行艾灸以温壮元阳、激发经气、调动与开发机体潜能来达到防病治病的方法，体现了中医"天人相应"极具特色的防病方法。《素问·宝命全形论》云："人以天地之气生，四时之法成""人与天地相参，与日月相应也"。天人相应，人体生命运动受自然界阴阳消长变化的影响。而时令节气或四时更替交接之时为天地阴阳之气升降变化及阴阳消长的关键时期，此时对人体的影响最大，疾病的转归与演变的表现最突出。在这个关键的时刻，应用灸法适当刺激相应穴位以扶助正气，激发机体内在的整体调节能力，则有助于防病保健，正是体现了中医"天人合一，四时制宜"的防病思想。《素问·四气调神大论》曰："夫四时阴阳者，万物之根本也。所以圣人春夏养阳，秋冬养阴，以从其根本，故与万物沉浮于生长之门。"根据二十四节气，顺应不同节气，选择对人体功能有良性调理作用的腧穴进行艾灸，激发人体正气，以达到防病、治病的目的。如《医学入门》中记载："凡一年四季各熏一次，元气坚甲，百病不生。"《针灸大成》亦主张按节气施灸，有"合四时之正气，全天地之造化"使"诸邪不侵，百病不入"之功效。春分、秋分、夏至、冬至等二分二至之时为自然界天地阴阳之气升降变化及阴阳消长的转折时期，是灸疗防治疾病的关键节气。春分昼夜均等，阴阳平衡，补益与生发均不能太过，养生应调肝扶脾、助正气，取穴：肺俞、肝俞、太溪、关元、足三里、脾俞。夏至是北半球一年中白昼最长的一天，阳气盛，阳气在表，养生应以养阳为主，顺应夏季阳消阴长的规律，取穴：脾俞、中脘、关元、足三里、神阙。

秋分是秋季九十天的中点，昼夜均等，此时气候变冷，人体阳气收敛，阴精潜藏于内，故应以保养阴精为主，补养肾气，强壮脾胃，取穴：脾俞、肾俞、关元、足三里。冬至是冬季最寒冷的一段时间的开始，此时阴气盛极而衰，阳气开始萌芽，养生应以温阳补气、疏调肝气、温经散寒为主，取穴：大椎、心俞、肝俞、关元、肾俞、足三里、命门、涌泉。

目前临床应用较多的三伏天或者三九天艾炷灸大椎、风门、肺俞等腧穴防治冬季易发的哮喘、支气管炎、感冒等疾病，其主要是依据《素问·四气调神大论》"夫四时阴阳者，万物之根本也，所以圣人春夏养阳，秋冬养阴，以从其根"的原理。三伏天是自然界阳气最旺盛之时，人体腠理开泄，此时利用艾灸刺激腧穴，顺时就势摄取阳气，以扶正固本，防治在秋冬季易发作的慢性咳嗽、哮喘、慢性泄泻、关节冷痛僵硬、体虚易感等"冬病"。与三伏同理，三九是全年阴气最盛之时，在这段时间人体阳气敛藏，毛孔闭塞，对于阳虚病症，此时给予灸疗，能温阳益气、健脾补肾、祛风散寒、通络止痛，是三伏灸的补充。哮喘、支气管炎、慢性咳嗽、鼻炎等呼吸系统疾病选穴为风门、肺俞、膏肓、大椎等，慢性腹泻、胃痛腹痛等脾胃疾病选穴为脾俞、胃俞、气海、关元、中脘、足三里等，畏寒、颈肩腰腿痛、骨性关节炎等选穴为肾俞、足三里、涌泉、关元等。

三、艾灸防疫

《本草正》记载："艾叶，能通十二经脉，而尤为肝脾肾之药，善于温中、逐冷、除湿，行血之气，气中之滞……或生用捣汁，或熟用煎汤，或用灸百病，或炒热熨敷可通经络，或袋盛包裹温脐膝，表里生熟，俱有所宜。"自古民间有端午节悬艾叶、带艾虎、食艾糕、饮艾酒、熏艾烟、洗艾澡等多种用艾习俗，可以驱蚊杀菌、驱邪避秽。艾灸防治瘟疫已有几千年的历史，主要体现在两方面。

1.把艾点燃用其烟进行空气消毒防疫

《庄子》中记载"越人熏之以艾"，《肘后备急方》中也提出"断瘟病令不相染……密以艾灸病人床，各一壮，佳也"。《太平圣惠方》《普济方》都有记载用艾熏病室防传染。《本草纲目》中记载，凡疫气流行，可于房内用苍术、艾叶、白芷、丁香、硫黄等药焚烧，以进行空气消毒辟秽。刘奎著《松峰说疫》中论述了药物焚烧法防治疫病："以苍术、降香为共末，揉入艾叶内，绵纸卷筒，烧之，除秽祛疫。"现代研究发现艾叶燃烧时充分释放多种有效挥发油，具有抗菌、抗病毒、抗炎、抗氧化等药理作用，艾叶烟熏病室，不仅能抑制或杀灭空气中的细菌和病毒，还可分布于人口鼻呼吸道中，抑制细菌或病毒进入人的口鼻呼吸道，在口鼻中形成一道微膜屏障以阻止流感病毒的侵害，从而预防传染病的流行。与传统消毒方法相比，灸法实用、简单、方便、成本低，医院、家庭消毒均适用，可节约医疗资源，成为传统消毒方法的替代品。

2.通过灸强壮穴位扶正驱邪，达到防治瘟疫的目的

《神灸经纶》云："取艾之辛香作炷，能通十二经，入三阴，理气血，以治百病，效如反掌。"艾灸，辛能行，温能通，共助疏通经络、调和气血阴阳、扶正祛邪，正如"正气存内，邪不可干"，艾灸增强了人体脏腑气血功能，可以有效预防和治疗瘟疫邪气。《外台秘要》载："天行病，若大困，患人舌燥如锯，极渴不能服药者，宜服干粪汤，同时灸巨阙三十壮。"《普济方》中论述了灸法防治时气、瘴疫和霍乱等疾病。孙思邈在《备急千金要方》记载："凡人吴蜀地游官，体上常须三两处灸之，勿令疮暂差，则瘴疠温疟毒气不能著人也，故吴蜀多行灸法。"承淡安先生称这种化脓灸为"火伤毒素"，这种小量的火伤毒素不仅能在短期内，针对某种传染病产生特异性预防功能，还能持久地调动机体多种非特异性抗病功能。在传染病流行的季节或者地区，选取恰当的强壮穴位，如艾灸足三里、中脘以调理脾胃，气海、关元培补元气，涌泉、命门补肾气，及时给予灸治，可以有效预防传染病的发生和蔓延。

主要参考文献

［1］承淡安.承淡安针灸选集　承淡安针灸学术讲稿［M］.上海：上海科学技术出版社，2016.

［2］高树中，马铁明.刺法灸法学　第3版［M］.北京：人民卫生出版社，2021.

［3］赵吉平，李瑛.针灸学　第4版［M］.北京：人民卫生出版社，2021.

［4］何清湖.古今医案按［M］.太原：山西科学技术出版社，2013.

［5］邹晶晶，鄢燕.艾灸治疗肥胖症机制及临床效应研究进展［J］.湖北中医药大学学报，2025，27（02）：125–129.

［6］何芙蓉，马远帆，林晓威，等.艾烟颗粒物排放研究进展［J］.中国民族民间医药，2020，29（12）：61–66.

［7］何芙蓉，马远帆，陈剑，等.基于PM2.5、CO排放特征的灸用艾绒燃烧实验研究［J］.福建中医药，2020，51（05）：41–45.

［8］傅成伟，王丽华，陈霞，等.“标本配穴”艾灸治疗腹型肥胖的临床疗效及对脂质蓄积水平的影响［J］.中国针灸，2025，45（05）：614–619.

［9］蓝荣林，薛丹，胡华涛，等.膏肓灸古今应用探析［J］.中国针灸，2024，44（03）：351–356.

［10］欧阳洁，丁义侠.艾灸治疗脑梗死研究进展［J］.河北中医，2025，47（03）：520–523.

［11］岳美中.岳美中医案集［M］北京：人民卫生出版社，2006.

［12］腾红丽，林辰.药线点灸疗法［M］北京：人民卫生出版社，2014.